民国医家临证论丛

民国医家论月经病

上海市中医文献馆

总主编 贾　杨　毕丽娟
主　编 毕丽娟　张　利
主　审 黄素英

上海科学技术出版社

内 容 提 要

本书以《中国近代中医药期刊汇编》为搜集整理对象,将期刊中与月经病相关的文章进行了系统梳理,并进行了适当筛选,筛选主要秉承学术性、时代性、对现代临床具有指导性的原则。全书选定具有代表性的文章 84 篇,并根据内容将此 84 篇文章分别归类于"总论篇""各论篇"。其中总论部分 21 篇,主要内容是对月经病的理、法、方、药的概述,各论部分 63 篇,包括闭经 15 篇、崩漏 21 篇、痛经 14 篇、月经失调 5 篇、调经种子 6 篇、验方 2 篇。本书对了解、学习民国时期中医妇科学术观点和学术经验具有较高参考价值。

本书可供中医妇科临床工作者、中医药院校师生及中医爱好者阅读参考。

图书在版编目(CIP)数据

民国医家论月经病 / 毕丽娟,张利主编. -- 上海:
上海科学技术出版社,2021.7
(民国医家临证论丛 / 贾杨,毕丽娟总主编)
ISBN 978-7-5478-5402-0

Ⅰ. ①民… Ⅱ. ①毕… ②张… Ⅲ. ①月经病－中医诊断学②月经病－中医治疗学 Ⅳ. ①R271.11

中国版本图书馆CIP数据核字(2021)第125484号

民国医家论月经病

主编 毕丽娟 张 利

上海世纪出版(集团)有限公司
上海科学技术出版社 出版、发行
(上海钦州南路 71 号 邮政编码 200235 www.sstp.cn)
常熟市华顺印刷有限公司印刷
开本 787×1092 1/16 印张 11.25
字数 40 千字
2021 年 7 月第 1 版 2021 年 7 月第 1 次印刷
ISBN 978-7-5478-5402-0/R·2329
定价:59.00 元

编委会名单

总主编 贾 杨　毕丽娟

主　编 毕丽娟　张利

副主编 陈　晖

编　委（按姓氏笔画排序）

　　　　王　琼　毕丽娟　杨枝青　张　利

　　　　陈　晖　胡颖翀　徐立思　蔡　珏

主　审 黄素英

本书受上海市进一步加快中医药事业发展三年行动计划项目[ZY(2018-2020)-CCCX-1015]、国家中医药管理局全国中医学术流派传承工作室第二轮建设项目"上海蔡氏妇科流派传承工作室"资助出版。

丛 书 前 言

近代中国,社会巨变,从传统走向现代的大转变过程中,新思潮不断涌现。中医受到前所未有的质疑和排斥,逐渐被推向"废止"的边缘,举步维艰。客观形势要求中医必须探索出一系列革新举措来救亡图存,创办期刊就是其中的重要方式之一。中医界以余伯陶、恽铁樵、张赞臣等名医为代表,先后创办中医期刊近 300 种,为振兴中医学术发挥了喉舌作用。这些期刊多由名医创刊并撰稿,刊名即反映创刊主旨,具有鲜明的旗帜性,在中医界具有广泛影响力;期刊同时也是学术平台,注重发展会员、发布信息,团结中医界共同致力于学术交流。

近代中医药期刊不仅承载了近代中医学科的学术思想、临床经验和医史文献资料,全面反映了中医行业的生存状态以及为谋求发展所作的种种探索和尝试,客观揭示了这一历史时期西方医学对中医学术界的冲击和影响,也从侧面折射出近代中国独特的社会、历史、文化变迁。近代中医期刊内容丰富、形式多样,涵盖医事新闻、行业态度、政府法规、医案验方、批评论说、医家介绍、医籍连载,乃至逸闻、小说、诗词,更有难得的照片资料,具有重要的研究价值。所涉研究领域广阔,包括中医学、文献学、历史学、社会学、教育学等诸多学科,是研究近代中医不可或缺的第一手资料。以近代中医期刊为主体,整理和挖掘其中有学术价值和现实意义的内容,无论在研究对象、选题还是内容上,都具有系统性和创新性。鉴于近代医药期刊作为学术界新兴的研究领域,尚处于起步阶段,亟待形成清晰的研究脉络和突出的研究重点,学术界当给予更多的关注和投入,以期产生更多有影响力的研究成果。

然而由于年代久远、社会动荡，时至今日，近代中医药期刊多已零散难觅，流传保存情况堪忧，大型图书馆鲜有收藏，即使幸存几种，也多成孤帙残卷，加之纸张酥脆老化，查阅极为不便。由上海中医药大学终身教授段逸山先生主编的《中国近代中医药期刊汇编》（后简称《汇编》），选编清末至1949年出版的重要中医药期刊47种影印出版，是对近代中医药期刊的抢救性保护，也是近年来中医药文献整理的大型文化工程。《汇编》将质量和价值较高的近代中医期刊，予以扫描整理并撰写提要，客观展示了近代中医界的真实面貌，是研究近代中医学术的重要文献，为中医文献和中医临床工作者全面了解、研究近代中医药期刊文献提供了重要资料和路径。

上海市中医文献馆多年来始终致力于海派中医研究和中医药医史文献研究，通过对《汇编》分类整理，从中挑选出具有较高学术价值的内容，加以注释评述，编撰成"民国医家临证论丛"系列丛书。丛书包括伤寒、针灸、妇科三种，后续将整理出版内科、外科、儿科、五官科等内容，重点围绕理论创新、学术争鸣、经典阐述、临证经验、方药探究等主题展开研究，试图比较全面地反映近代中医药学术内涵和特色。

段教授认为，对民国期刊的整理研究工作要进一步深入下去，对这些珍贵的文献资料要深入研究，要让它们变成有生命的东西，可以为中医工作者所用，为现代中医药研究发展提供帮助。吾辈当延续近代中医先贤们锐意进取、勇于创新、博学求实、团结合作的精神与风貌，在传承精华和守正创新中行稳致远。希望本套丛书的出版，能为增进人民健康福祉，为建设健康中国做出一份贡献。

编　者
2021 年 6 月

编 写 说 明

民国时期是中国历史上一个特殊时期,在整个中医药学的发展进程中起到了承上启下的作用。民国时期,随着西医传入中国,中医受到了很大影响,甚至面临被废止的境地。为了谋求中医发展,加强中医界各家的沟通联络、学习交流、普及相关医药知识,中医界进行了前所未有的探索,创办了大量中医药期刊,并且很多中医名家参与创办期刊,撰写稿件。中医药期刊在中医文献中是一种有别于以往的特殊的载体形式,不仅具有重要的文献价值、史学价值,也具有非常重要的临床价值。

民国期刊具有其鲜明的时代性、学术性和权威性,内容涉及内、外、妇、儿、针灸、骨伤、推拿、药学等多个学科,为了了解民国时期中医妇科的学术发展水平及学习民国医家治疗妇科的学术经验,本书搜集整理了《中国近代中医药期刊汇编》中所涉月经病的文章,筛选整理,汇编成册,分为上、下两篇。上篇为总论篇,主要涉及对月经病的生理、病理、辨证方法、常用方药等的概述;下篇主要是对具体疾病的论述,包括闭经、崩漏、痛经、月经失调、调经种子、验方等。

本书按文章刊登时间先后顺序进行编排,若同一作者分期刊登同一主题的文章则根据内容前后顺序进行排列。本书尽可能对相关作者简介进行注释,但很多作者生平简介无从查找则未做注释。同时,为了方便读者阅读,编者对文中不常用的术语进行适当解释,并结合编者体会,对每部分撰写按语,供读者参考。

编 者
2021 年 6 月

目 录

❧✦❧

总 论 篇

各 论 篇

总论篇

妇 科 略 说

周越铭[①]

一、引言

自拙荆[②]归余后,始则十余年不孕,继则屡孕屡堕,皆为药误。鄙人初习举业,未谙医理,不得不假手于人,迨庚子变政以后,猝停科举,而百度维新,从此弃旧业而事岐黄,因取妇科诸书,悉心参考,自拟方治,惟事养血平肝,不杂一味香燥之品,而胎孕竟得保全。去年秋遂生一子,时内人年已四旬,余方以初产为忧,而临盆亦不甚艰,窃喜二十年来,费尽囊金,求之不得,一旦易如反手,虽亦有数存乎其间,而施治尚无大谬,医诚不可不学也,遂于暇时汇集诸家治法,参以己意,著妇科略说,恐临诊有失,借资省览。惟学识浅陋,不敢自信,兹拟间期登报,望高明指正焉。

二、经证门

总论

女人以血为生育之源,血能构精,胎孕乃成,故妇科首重调经。然调经者,治在血亦治在气。《素问·天真论》曰:女子七岁肾气盛,二七而天癸至,任脉通,太冲脉盛,月事以时下。可见气先盛,而后血随之,是以气充则血旺,气虚则血衰,气通则血行,气郁则血滞。气者血之帅也,气属阳,血属阴,经水者阴中之阳。其行也,象月之盈亏,一月一至,有常度焉。若气血调和,经未有不如期而至者,惟气病血亦病,则有或先或后者,有一月两至者,有两月一至者,有枯绝不通者,有频来不止者,有先痛而后行者,有先行而后痛者,有淡色、紫色、黑色者,有瘀而为条为片者,有精血不充而化作带疾者,有元气下陷而变为崩漏者。此其病不外冲任二经,而其所以受病之源,实在脾胃。盖脾胃者水谷之海,血气之所由生也,脾胃之气化一弱,即不能生液,

---

① 周越铭(生卒年不详):绍兴名医。曾为《绍兴医药月报》编辑,著有《通俗妇科学》。
② 拙荆:旧时谦称自己的妻子。

液亏则血虚,肝脏无所荣养,益将肆其横逆而不可制,人身之血气几何?胃纳既稀,内风日煽,冲任安得不受其病。夫冲脉者血海也,血海枯涸,而欲经血之流行无滞,其可得乎?世俗不察病源,恣用辛温通经、香燥破气,卒致气日耗,血日亏,揠苗助长,岂培养血气之道也哉。(未完)

(《绍兴医药学报》1908 年 12 月)

(一) 经乱证治

妇人经水,上应乎月,下应乎潮,潮以时来,而不无迟早,经以月至,而岂无后先。若相去仅三五日之间,非所谓乱也,惟早则半月即至,或十日即至,迟则五六十日始至,或七八十日始至,又有今日至,明日不至,越数日而更至,斯诚乱矣。方书为先期属热,后期属寒,其说亦不可泥。总由气血乖和,以致错行变乱,不循常度。如欲培养血气,调和阴阳,宜大生丸,及调经种玉丸;若脉数,经水成块者宜四物汤加栀子、黄芩、丹皮;如脉迟,经来清淡者,宜温经汤。

大生丸方:干地黄、归身、续断、阿胶珠、杜仲、丹参、黄芪、白芍、延胡、川芎、广皮、香附,共为丸,每服三钱,空心白汤下,作煎剂亦可。

调经种玉丸方:香附、杜仲、川芎、白芍、归身、干地黄、陈皮、小茴香、元胡索、肉苁蓉、青皮、乌药、枯条芩、乌鲗骨,共为末,醋和面糊为丸,每服百丸,空心好酒下。以上二方,为通治调经之剂,温而不滞,补而能通。凡妇人经水不调,久不受孕,宜常服之。

(二) 经阻证治

阻与闭不同也,经滞不行为之阻,经绝不通为之闭,阻者闭之渐,阻可治,至于闭则多不可治。世谓经闭治之而愈者,大抵以阻为闭,非真闭也。故当经之方阻,宜速治之。然阻有不同,因病而阻者宜治病,因虚而阻者宜补虚,如冲任损伤,无有积蓄,宜暖益肝肾,参桂四物汤;如阴虚内热,经事遂愆,宜生地阿胶汤;如脾胃阳虚,便溏浮肿,经事不行,宜加味四君子汤,此补虚之义也。至于病,须辨内外因而治之,外因不外六淫之感,而寒湿阻经为独。多内因不外七情之伤,而郁怒阻经为最易,均于专治方中,酌加血药可也。(周越铭稿,未完)

(《绍兴医药学报》1909 年 2 月)

(三) 经行不畅证治

上论经阻,经已不行,乃行则行矣,而不畅,即所谓经来涩少者是也。考诸家之说,大抵皆以为血虚气滞,不及运化使然,所用之方,无非十全大补汤,及人参养营汤之类。窃谓此症,亦当辨体质之强弱,经期之先后。若体素强,经来先期而不畅者,此必子宫有热,未及行经,而先逼之使下,是以不畅也,宜四物汤易熟地而生地,加知母、黄芩、丹皮、栀子之属。若体素弱,经来后期而不畅者,此必胞中有寒,血遇寒则凝,故亦不畅也,宜温经汤酌用。然尤必问其腹痛与否,若腹痛,按之益甚,必有瘀血在内,宜化瘀调经汤;若腹不痛,即痛而按之反缓,其为血虚可知,宜补血调经汤。

化瘀调经汤方:当归、桃仁、红花、香附、益母草、条芩、生地、丹皮、冬桑叶。此方红花、桃仁佐益母而化瘀,生地、丹皮佐当归以调经,臣以香附、条芩,一以破气分之滞,一以清气分之热,气通则血自行,以桑叶为使者,取其善平肝风,而又能通血络也。

补血调经汤方:当归、黄芪、生地、川芎、香附、远志、茯神、黄芩、炒白芍、甘菊炭。当归、黄芪,名补血汤,故以为君,加川芎、香附,调气和血;茯神、远志,养心生血;又恐血虚生热,故加生地、黄芩以凉血,血虚动肝,故加菊花、芍药以平肝也。(未完)

(《绍兴医药学报》1909 年 6 月)

(四) 经来过多证治

前条言经来涩少,或点滴不下,或断续无常,是欲其行而不行,此则如波翻浪涌,畅行无阻,又欲其止而不止,皆血气之偏者也。以理推之,前条似偏于阴,此条似偏于阳,而亦不必泥。尝有素体羸弱,时多疾病,经来甚少,忽一日溢其常度。若崩非崩,此非吉象。譬之草木将枯,菁华尽泄于外,乳多亦然,不可治也。若夫四旬以外,经水将断之时,亦必有盛行之一日,此则非病,不必治也。除此两端,而经来过多者,若劳伤冲任,宜胶艾汤;热迫营阴,宜犀角饮;或气虚不能摄血,宜增味八物汤;若肝旺不能藏血,宜加减逍遥散,甚则龙胆泻肝汤。

胶艾汤方:阿胶、白芍、艾叶、生地、川芎、当归、柏子仁、紫石英、制香附。阿胶味咸色黑,熄肝风,养肾水;艾叶性温气香,除百病,理气血;生地养血滋阴;当归和营补血;白芍敛血中精气,川芎化血中滞气。《经》曰:冲为血海,又曰心主血,肝藏血,冲任伤则血必耗,故加柏子养心神;石英平肝逆,使以香附者,以其为血中行气之专司,俾直达冲任,化阴阳之偏胜,冀血气之调和也。

犀角饮方:犀角、元参、茅根、柏叶、山栀、川楝子、知母、花粉、甘菊、白薇。犀角味咸性降,解烦热而清营;元参色黑性寒,壮肾水以制火;凉血则柏叶、茅根,直折其妄行之势;去热则山栀、楝,实力挽其既倒之澜。加知母、花粉以清金,白薇、甘菊以平木,庶几水无风而自静,汛即起而旋平,从此桃花源里骇浪无惊而安澜有日矣。

增味八物汤:人参、白术、茯苓、甘草、熟地黄、当归、川芎、白芍、石斛、广皮。此方即四君子汤合四物汤,亦名八珍汤,四君补气,四物补血,气虚而兼补血者,妇人以血为主也。方中特加广皮运脾,石斛养胃,盖脾胃者水谷之海,血气之所由生也。倘脾失运行,欲健何由,胃不喜谷,虽补实益,徒欲益气以调经,其可得哉。加减逍遥散方论俱见上痛经条下。

(《绍兴医药学报》1909 年 7 月)

天 癸 辩

竹芷熙①

《素问》云:女子二七而天癸至,任脉通,太冲脉盛,月事以时下。男子二八肾气盛,天癸至,精气溢泻。马玄台云:天癸者,阴精也,肾属水,癸亦属水,由先天之气蓄极而生男女之精,皆可以天癸称。王冰以月事为天癸,

---

① 竹芷熙(1871—1957):浙江嵊县紫竹蓬人。父绿甫,父子均系清代秀才,从第一代秉仁公起至竹芷熙为第四代世传竹氏妇科。竹芷熙继承家传之长,且在妇科医理、药理、诊治等方面积累了丰富经验,在妇科诊治方面有一整套治疗经验,在省内外亦知其名。竹芷熙与当时名贤交往甚密,并受到当时国内名家的赏识,受聘为《绍兴医药学报》社特约撰稿人,撰有多篇文章并注释过《医学备要》,整理过部分医案,惜均毁于“文化大革命”时期,至于《妇科医案问答》(即现《竹氏女科答问》原稿),有谓系竹芷熙编著书稿;有谓系世传秘本经其整编而成,为竹氏课徒之用。

非也。唐容川云,天癸者,天一所生之癸水,乃肾中一阳之气,化而为液至者,谓肾气化水至于胞中也。又云女子之胞,名血海,名子宫,以其行经孕子也。男子之胞,名丹田,名气海,名精室,以其为呼吸之根、藏精之所也。二氏之说可谓明且详矣。然于天癸之作用究属强解,余不揣鄙陋,欲将天癸之所由生与天癸之至有何用,爰继二氏而有所辨别也。

人身总督诸阳者为督,督脉起于肾中,下至胞室,乃下行络阴器,循二阴之间至尻,贯脊历腰俞,上脑后交颠至颅,会入鼻柱,终于人中与任脉交自其道路。观之督脉,主生阳气,云入鼻柱能吸天阳养气,云起于肾中。肾中者命门也,有一点真火常明不灭,全赖督脉所吸之天阳以助之,如灯之添油者。然故女子二七、男子二八以前,天阳未充,命门之火未盛,水火不交,天癸无自而生,迨至肾气既盛,督任交通,屡有天阳以助少火,少火遂能生气,气从少火之化而为水,此气为先天之气,此水为先天之水,与饮食所化或精汁之稠黏者不同,无以名之因,名之曰天癸也。

人身总任诸阴者为任,任脉起于少腹之内,出会阴之分上毛际,循脐中央至膻中,上喉咙绕唇,终于唇下之承浆穴,与督脉交。自其功用言之,任脉主运阴血,上交督脉于承浆,与人中下交督脉于会阴之分、二阴之间。女子二七、男子二八以前,督任虽交而未通,二七、二八以后,任得督之阳气,男子溢出于唇而为髭须,女子从二阴之间溢出于子宫而为经,此任通于督而化髭须、月经,督因命门少火而化天癸,各司其事也。

冲脉起于少腹之内胞中,挟脐左右上行,并足阳明之脉至胸中而散,上挟咽。考其两端,上至胸中,下起胞中。唐注:胞中名气海,又名丹田,乃命门之火蒸动肾水而化为气,撑持腹部,温暖下焦,并受督之阳气、任之阴血两相配合,遂为呼吸之根。又由气海上胸膈入肺管,以司肺之呼吸,运心血之出纳,保卫全体朝会百脉。张君寿甫曰:胸中有大气能撑持全身,为诸气之纲领,包举肺外为司呼吸之枢机,是胸中胞中皆为气所聚会之区,而其路径则由冲脉上下,故曰气街。然则何谓血海?凡人身气所聚会之处即血所聚之处,胸中为心肺生血之源,胞中为任脉运血之栈,况气附血而行,血依气而动,宜乎冲脉一盛而任之余气能输入子宫而为月事也。

然则天癸究作何用乎？督任交通，天癸始生，前已言之，而起点譬犹一滴露珠，男子着于精囊，结为精虫，输入睾丸，女子着于卵巢，结为卵珠，输入子宫。精囊、卵巢部位则在尻骨盘两旁，两髋骨之内。美国霍立克之书可以明证，但西人以科学胜发明，精虫、卵珠可无遗议。其所以生精虫、卵珠，别无见解，我中人以理想胜。马氏、唐氏知天癸不得混入女子之月经，而竟目为男女交媾之精，亦属矫辩。精为黏液汁所以养骨，少年骨软，精充之故，老年骨硬，精衰之故。譬如轮机必助以油，油足则轮机活泼，油少则轮机滞钝，无二理也。究精之所发生，全赖两肾。西人以两肾为泌尿器，尿为水液，精亦水液，水液之浊者肾即分泌入膀胱，水液之黏者又合命门少火之化，藏之以养骨。男女二八、二七以后，既生精虫、卵珠，分此精液以养精虫卵珠，故每逢交媾之时，精欲射出，周身之骨先必酸麻，尻骨两旁为甚，交媾始已遍身之骨若痿，可知精液乃肾中所藏之液，所以养骨与精虫、卵珠，精动则遍身之骨不能自主，立见酸麻，精虫附之而出，卵珠附之而入，而与天癸判分两途也。

　　又读唐氏之书曰：女子之胞名曰血海，又名子宫；男子之胞名丹田，名气海，名精室。余不能无疑也。《经》云脑、髓、骨、脉、胆、女子胞，名奇恒之府别之，曰女子胞可知男子决无此胞。美国霍立克之书曰，男子生殖器半在体内半在体外，其一为睾丸，左右共两个，系精液分泌之机关，与女子卵巢相似。其二输精管由睾丸引精外出，其三精囊、摄护腺、射精管皆与输精管相联，其四生殖泌尿器为精与小便公用之器，或名阴茎。女子之生殖器尽在体内，尻骨盘两旁，两髋骨之内适当。外壁之下厥有卵巢，其大小与男子睾丸等。与卵巢连络者名曰喇叭，管专任传递男精卵珠于子宫。子宫在左右两髋骨下端，上面与膀胱相联，膀胱即在前面，其后而为大肠。子宫向下，长二寸或稍有余，外有阴道通之，阴道内通子宫，外达阴门。子宫之状略如梨子，上稍大不圆而平扁，左右最阔，有钩环形凸出之处适向脊骨。此即《内经》所谓女子胞也。而唐容川云：女子之胞名血海，名子宫，以其行经孕子也。若认血海之血为经，女子每月行经不将大崩下乎？若认血海即为子宫，女子受孕后血海之血藏于何处？否则为孕所壅滞，不能运行周身，安能再回心肺？

唐氏又云：男子之胞名丹田，名气海，名精室，以其为呼吸之根，藏精之所，按人身之精，所以养骨血，所以养肉，皆潜藏之物不可妄动，竟以气海为精室，每时气行则血行，精亦遂之而行乎？以余思之，脐下一个胞中非另有物包裹，乃一片空旷之地，冲任督会合之所出血管，回血管至此交换，呼气出吸气入至此，聚会犹如众水所归，故曰海也。道家名丹田，谓人能于处此静养合度，元气充足，血脉流通，不受外邪，能消内患，专心行之洵可以至于道矣。若与精室、子宫相混称，余疑莫释。

（《绍兴医药学报》1922 年 4 月）

妇女经病寒热与通常寒热往来不同

王 炽

伤寒外感，邪入少阳，与太阳并则寒，与阳明并则热，故往来寒热。经病之寒热，则无外感并合之关系，只有内伤血滞之原因，故不得解为少阳病也。方书咸云："午前为阳，午后为阴；阳气虚则寒，阴气衰则热。"然午前为阳气主令，凡阳虚者，当其得令时，而虚者亦可以暂实；午后阴盛则阳衰，热邪应为之退伏，而何有反热之理？是经病寒热，更不后以午前午后分别解释也。又《内经》：肝虚者，多乍寒乍热。然妇女经病，不尽属乎肝虚，其不能以肝虚作解，更不待言。然则经病寒热，是何由乎？盖人身气化阴阳之转变，与天地寒暑、昼夜气候之推迁，息息相通。春夏阳盛，秋冬阳衰，昼则阳盛，夜则阳衰；午前得太阳光热之感化，人身之阳气，应之升发；午后太阳光热退化，人身亦阳退而阴进。妇女多七情郁结，血分瘀滞阻塞，气道不通；当午前阳气随太阳光热之化而升发于周身者，反被血瘀阻碍，不得升达，于是通体恶寒；迨至午后阴盛，遏抑阳气，愈不得升；由是积热愤发激烈而出，故午前之寒，又转为午后之热焉。此经病寒热之理由，未可与通常寒热往来相比较。治斯病者，当先治其血，勿泥其寒热，但得通体血行气畅，自无寒热之患矣。

（《医学杂志》1923 年 2 月）

妇 科 笔 记

朱振声[①]

寇宗奭曰：宁治十男子，莫治一妇人，谓妇人之病多不易治也。故医者于伤寒、金匮之外，而妇科一门，亦颇重要。盖其经带、崩漏、胎产等证，皆异于男子，此妇人之所以另立专科，用示区别也。兹以课余所得，濡笔记之。

1. **女子不孕之原因**　女子二七天癸至，太冲脉盛，月事以时下，故未有不孕者也。其所以不孕者，大别为二：一曰月经有病所致，一曰月经无病而然。有病者，经之不调也，有因热而超前者，有因寒而落后者，有先痛而后行者，有先行而后痛者，有枯绝而不通者，有频来而不止者。凡此种种，皆不能受孕。倘能调其先后，理其气滞，攻其血瘀，或滋而补之，或固而摄之，按症施治，未有不应手而愈者。至于月经无病而不孕者，其原有二：属于女子者，子宫亏弱，如白带过多，或孕而不育为暗产者（在受孕一月之内而产者，并非小产、流产、半产也，因斯时尚未成形，故多不自知）。更有不属女子，而属男子者，如男子患疝气病睾丸受伤者，或房劳过度而精薄者，或过用脑力情不专者，有因手淫过度或意志郁遏而成阳痿者，均不能使妇人受孕。故求嗣之道，不可专责于妇人，盖亦有关乎男子。要言之，男能养精，女能养血，则阳精溢泻而不竭，阴血时下而无愆，阴阳交畅，精血合凝，胎孕自无不成矣。

2. **天癸月经之辨别**　天癸与月经本属不同，自王冰误解以后，今人皆宗之，认为无别，此实大谬者也。盖月经者，专指妇人而言，以其每月排泄，均有经常，故又名之曰月信，至于天癸则不然。《经》曰：女子二七而天癸至，太冲脉盛，月事以时下。又曰：男子二八天癸至，肾气盛，精气溢泻，阴阳和，故能有子。观此可知天癸者，指男女之精气而言，非指女子之月经而言

[①]　朱振声（1903—1942）：浙江嘉善人，毕业于上海中医专门学校，曾从丁济万临诊，后执医于上海。曾任《卫生报》编辑、《幸福报》主编和《医界春秋》执事。著有《内经运气辑要》《用药指南》《百病秘方》《孕妇须知》《求孕与避孕》等。

也。否则，天癸月经，既属相同，男子之有天癸，即男子亦有月经矣，岂非千古之笑谈乎？此天癸月经之所以不可不别也。

3. 女子经病之不同　女子经病，约分为二，曰不调与不通是也。不调者，经期参差，或先或后，血量不准，或多或少，血色不正，或淡或浓如血分有热，则先期而至，芩连四物汤为主（血多色浓者，加阿胶、生地）。血分不足，则后期而至，八珍汤为主（血少色淡者，加红花、肉桂）。若经前腹痛，多属有余之症，气滞者延胡索汤，感寒者温经汤，血积者通经汤主之。经后腹痛，皆为不足之体，当归建中汤主之。倘经前发热，宜加味逍遥散，经后发热，宜六神汤为主，此月经不调之证治也。不通者，经闭不至，有血滞、血枯之分，属实属虚之别。因血滞而经闭者，腹部胀满疼痛，或兼发热，逍遥散、红花汤、泽兰汤、玉烛散、大黄膏等方，均可选用（如属室女、寡妇、师尼，则宜通经散，或柴胡抑肝汤）。因血枯而经闭者，无胀满、发热等证，有血干成痨之虑，盖此症由渐而来，故多属内伤血亏之症。治之之法，以养真汤、乌骨鸡丸、柏子仁丸为主方，余如十全大补、人参养荣、补中益气、八珍等方，亦可酌用。而破血行经之剂，最忌妄用，若室女患此，多属不治，此月经不通之证治也。

（节选自《中医杂志》1926 年 6 月）

妇科笔记（续）费君泽尧讲义

朱振声

妇人崩漏之各异崩者，奔下成块，如山崩然，皆由脾不统血所致，以脾主后天，为化生精气之源。今正气失于固摄，则脾之统血有乖，故血下如崩也。当崩血之后，面唇均白，脉伏昏厥，非急用归脾之大补其气，不可救矣。良以有形之血，不能速生，无形之气，所当急固也。吾校黄师体仁，遇此症每重用参芪，以救其急，迨其崩止，再用养血之品，无不应手而愈。漏者，经不净而淋漓不断，乃系肝、脾、肾三经，有所损伤，而血不归经或冲任两虚，病者面黄形瘦，脉微细无力，心跳头昏。盖心生血，血不养心，心无所主，故心跳。肝藏血,血不涵木,木火上升,故头昏,此证较崩证为轻。惟久漏骤崩,汗出淋漓者,乃阴阳两亡之证,颇属危险。此崩漏二证之所以有暴渐之别也。

(节选自《中医杂志》1926年12月)

月事专主脾胃说

米焕章

《经》云:"中焦受气取汁,变化而赤,是谓血。"虽云心生血,肝藏血,冲、任、督三脉俱为血海,为月信之原,而其统主则为脾胃,脾胃和则血自生,谓血生于水谷之精气也。故陈修园论妇人月经,专主脾胃。盖脾者太阴之湿土也,不得阳明燥气以调之,则寒湿盛而阴独胜;阴胜则土不及,不及则卑监,卑者下也,监者陷也坑也,既下又陷坑,则胞寒气冷,血不运行。《经》所谓"天寒地冻,水凝成冰",故乍少而在月后,或断绝不行也。胃者,阳明之燥土也,不得太阴之湿气以调之,则燥热盛而阳独胜;阳胜则土太过,太过则敦阜,阜者高也,敦者厚也,既高而又厚,则血气散溢。《经》所谓"天暑地热,经水沸腾",故乍多而在月前,或一月数下,或崩漏不止也。又《经》云:"二阳之病发心脾,有不得隐曲,女子不月。"马元台注云:"二阳足阳明胃脉也,为仓廪之官,主纳水谷,乃不能纳受者何也? 此由心脾所发耳,正以女子有不得隐曲之事,郁之于心,故心不能生血,血不能养脾,始焉胃有所受,脾不运化,而继则渐不能纳受,故胃病发于心脾也;由是水谷衰少,无以化精微之气,而血脉遂枯,月事不能时下矣。"武叔卿注云:"此节当从隐曲推解,人有隐情曲意,难以舒其衷,则气郁而不畅,不畅则心气不开,脾气不化,水谷日少,不能变化气血以入二阳之血海,血海无余,所以不月也。"由是观之,女子不月,是心脾为病之本,二阳为病之标。陈氏用归脾汤加鹿茸、麦门冬等味治之者,亦标本兼治法也。又按二阳之血海为白汁,系水谷之精华,化血之资料,如脾胃伤,则资料不足,又何以奉心化赤而为血乎? 血海空虚,则任脉不通,太冲脉不盛,月事不能下矣。陈氏专主脾胃者,职是故也。

(《医学杂志》1927年6月)

妇女经水变色辨

王慎轩[①]

月经之色，以红而微带赭色最为正色。盖月经非纯粹之血，实系子宫排泄之物，内含败质，故与平常之血色略异也。惟每月所下之经水，前后亦有深淡之分。初潮之色，多作淡红，继则渐渐殷红，至将尽之时，又见淡色，此经色之常也。若其色太淡者，则为淡红、为淡白；太深者，则为深红、为鲜红，甚则为紫为黑，此皆经水之变色者。其中寒热虚实，须详辨之。

（一）淡色

经水色淡者，半由于水谷之精微衰少，不能化赤也；半由于子宫之黏液太多，不能成红也。然又有血虚、气虚、虚寒、湿热、痰湿、气滞之不同。大抵经淡而少，一二日即止，血虚也；经淡而多七八日不止者，气虚也；经色淡而清冷者，虚寒也；经色淡而秽浊者，湿热也；淡而稠枯者，痰湿也；淡而成块者，气滞也；若再参以为脉舌，合以兼症，则照此断之，可无误矣。

（二）深色

经色深红而浓厚者，实热也；经色鲜艳而清薄者，虚热也；经色紫黑而带深红者，风热也；紫黑而带腐色者，湿热也；紫黑成片而多，兼见潮热者，郁热也；紫黑结块而少，兼见腹痛者，瘀血。且紫黑之中，又有大寒大热之分。紫黑而光亮，兼见舌绛脉数，大便燥结者，此经水为热，煎而变色，大热症也；紫黑而黯淡，兼见面白脉迟，少腹疼痛者，此经水为寒凝泣，久留子宫而变色，大寒症也。大寒大热，辨若不明，率尔投药，鲜有不误人生命者也。

（《中医杂志》1927 年 3 月）

---

① 王慎轩（1900—1984）：浙江绍兴人。著名中医学家、中医教育家、妇科专家。1926 年创办苏州女科医社，1933 年夏改称苏州国医学社，1934 年改组为苏州国医专科学校，并聘请章太炎为名誉校长。20 世纪 50 年代初，王慎轩任江苏省中医进修学校（1956 年改为江苏省中医学校）妇科主任。20 世纪 50 年代末至北京任教，并担任北京中医学院附属东直门医院妇科副主任。著有《女科医学实验录》《中国药物学》《中医新论汇编》《胎产病理学》《曹颖甫先生医案》《佛门灵方治验录》等。

妇女天癸病及经水病

沈仰慈

妇女有天癸病,有经水病,而世辄以天癸与经水,混为一谈,不知区别,谓天癸即是经水,未免有误,爰草是篇。

(一)天癸病

《经》曰:"任脉为病,女子带下。"带下即天癸病也。沈尧封曰:"天癸是女精,由任脉而来。"王士雄曰:"天癸者,指肾水本体而言,所谓精血之源头也。"余谓近世发明之内分泌,大概近之。《经》云:"女子二七而天癸至。"殆言女子内分泌旺盛之时期,此时"任脉通,太冲脉盛,月事以时下,故有子";若肾水不足,天癸不至,即不能有子。任脉有病,天癸下泄,即变为带下。盖任脉纵于身前之中央,其与肾相通者,由带脉为之联络;带脉起季胁,似束带状,肾系于腰背,故与带脉相贯;又因带脉而与任通,故女子带下,及肾水不足,皆天癸病也。

(二)经水病

《经》曰:"太冲脉盛,月事以时下。"是女子经水导源于太冲,不得与天癸混称也,明矣。近世解剖家,言月水源于子宫,乃黏膜之充血,历三十日时间,黏膜不能容,乃被压而破裂,经水溢出,其盈溢时间,适与月之日数相当,故曰月事。解剖之说论其迹象,似矣。余以为尚未尽月水之来源,《经》谓"太冲脉盛",则太冲亦是月水经行之路,犹之长江大河之干线,而非青海间之泉源所在也。《经》云:"二阳之病发心脾,有不得隐曲,女子不月。"此虽言不月之因,而经水根源之所在,即可于斯言中得之。二阳者,阳明胃也,胃为水谷之海,乃后天化生精微之所也,月水为后天化生之物质,其源即在于阳明。而太冲之脉,丽于阳明,阳明之精微,旺盛流溢,于是太冲脉盛,下行于胞宫,积为月水,犹之青海开泉源下行于江河,而朝宗于海也。惟阳明胃之化生精微,又赖心强脾健,有以鼓动而溶化之;若心力之鼓动不强,脾力之溶化不健,则精微不足,太冲何由盛哉。故女子有不得隐曲,则抑郁过甚,必损心脾,心脾损则二阳病发,饮食不化,而病"不月"矣。其轻者为经水不调,重者为经水不通,虽有实虚寒热之分别,而发于心脾者要占大多数。此言调经者不可不知之要义也。

(《中国医学月刊》1929 年 12 月)

妇女月经病讲义①

秦伯未②

一、月经期之先后第一③

女子之月经,为生理上之一种现象,其时期分量颜色,均有一定。故诊月经之病,当先注意其期、量、色三项,而吾之讲述,遂以此为第一阶段,欲知期、量、色三项之所以一定,应先明了月经之生理。凡月经之来,为女子已届发育成熟之特征,一如草木之开花结实,所以表示其长成。当其来潮之时,卵巢及子宫均发生变化。起于卵巢之变化,为卵巢少少充血,格拉夫氏胞破裂,而排出其中之卵子,因格拉夫氏胞含有胞液之内壁,具有细胞之颗粒膜,其细胞之一侧,包有卵子而为丘状,名曰卵阜。胞液之量,随时期之进而渐次增加,其胞始为椭圆形,至后变为圆形,渐渐向卵巢之表面而进,终乃其一部突出于表面。其突出之一部,抵抗较少,故内容逐次增大,遂至由此破裂,及既破裂,遂排出胞液及卵子。而当胞欲破裂之时,输卵管之蕲彩部近接于卵巢而为拥抱之状,承受其排出之肥液卵子等,悉纳于输卵管内。输卵管内之细毛,更为自动的运动,而送于子宫中,卵子如得妊娠,即留于子宫内而渐次发育,否则即排出体外。其起于子宫之变化,为子宫少少柔软,子宫黏膜

---

① 妇女月经病讲义:原文为"妇科讲座",据后文"妇女月经病讲义(续)"改。

② 秦伯未(1901—1970):名之济,字伯未,号谦斋,上海陈行人。毕业于上海中医专门学校,1923年毕业留校任教,并在上海同仁辅元堂应诊。1928 年创办上海中国医学院,任教务长,教授《内经》及内科。1930 年创办中医指导社,1938 年创办中医疗养院。1955 年任卫生部中医顾问,并执教于北京中医学院。著有《清代名医医案精华》《谦斋医学讲稿》《秦氏内经学》《内经类要》等。

③ 月经期之先后第一:原文为"月经病(第一段)【讲述提要】期之先后、量之多少、色之浓淡",据文章内容和后文标题形式酌改为"月经期之先后第一""月经量之多少第二""月经色之浓淡第三",并插入相应位置。

肿胀而粗松，其上皮剥脱，子宫黏膜所有之黏液腺起脂肪变化，黏膜充血，小血管破裂，或即不破裂，其血管壁亦必发生变化，而血液微微溢出，此月经出血之原因。故月经之血液，常为涓滴之泌出，不至进射而下也。据此以观，月经之起，其目的在于欲使卵子易附着于子宫之黏膜面，而格拉夫氏胞将破裂时，子宫黏膜正在充血，及胞既破裂，而卵子将来子宫之顷，子宫黏膜之表层，剥离而成为创面，俾卵子易于附着其上，故妇女受孕，多以月经方净后为易。换言之，月经为生殖期之一种表现，亦无不可。故其时期一月一行，每次三日至七日，其量四两至六两，其色暗红而浓，不能离乎常轨，一有悖逆，即为疾病。何谓悖逆？① 先期而至。② 及期不行。③ 来时涩少。④ 淋沥不断。⑤ 色淡不浓。⑥ 紫黑挟块。及其变化，复演多种：先期而多；先期而少；或先或后；忽来忽断。人经行先后，谓之愆期，愆差错也，与《诗经》"匪我愆期"之"愆"义同。经者常候，例应按月一至，若先期而至，后时而临，均属病征。王子亭以先期责之阳太过，后时责之阴不及。丹溪曰：经水不及期而来者，血热也；肥人不及日数而多者，痰多血虚有热也；经行过期者，血少也；退期色淡者痰多也。薛立斋曰：先期而至，有因脾经血燥者，有因脾经郁滞者，有因肝经怒火者，有因血分有热者，有因劳役火动者。过期而至，有因脾经血虚者，有因肝经血少者，有因体虚而弱者，议论纷繁，莫衷一是。余按经行先后，务须看其经行之多少，大要先期而多，由于血热，以清热为主，先期而少，由于血虚，以养血为主。后期而多，属血寒而有余，后期而少，属血寒而不足，均以补中温散为主，然后视其他副因，斟酌调治。余历经试用，俱能应付裕如者也。昔薛立斋治一妇人经水不调，两月一至，或三月一至，四肢微肿，饮食少思，日晡发热，此脾土气血皆虚也。须先用壮脾胃、养气血之剂，饮食进则浮肿自消，气血充则经自调矣。彼以为缓，乃用峻剂，先通月经，果腹痛泻不止，至遍体浮肿，饮食愈少，殁于木旺之月。褚氏云：月水不通，久则血结于内生块，变为血瘕，亦作血症，血水相并，壅塞不通，脾胃虚弱，变为水肿。所以然者，脾候身之肌肉，象于土，土主克于水，水血既并，脾气衰弱，不能克消，致水气溢流，浸渍肌肉，故肿满也，观此岂宜用克伐之药？蒋仲芳治姚生妇，年二十五，其月事或半年三月方得一至，温补调治，二戴转剧,诊之脉来微涩,外证口干唇燥,手足心热。曰:后期古法主寒,然其兼证热也,因热耗血,血少故后期耳。遂用大剂生地、当归为主,佐以条芩、山栀、丹皮、泽兰、知母、鳖甲。六剂后而经准,一月后而孕矣。伯未始姚心斋室人,结褵三载,不生育,求诊于余。询其经行,每趱月前,平均约三星期一至,而经行期恒十日方断,前医曾投芩连四物汤无效。余细按其脉,数而带软,因曰:此血海有热,投血分套方,原无悖谬,惟脉象见软,气有内耗之机,热蕴则扰血而先期,气弱则失统而延日,若加补气药则效矣。立方用人参须、炙甘草、柴胡、二地、白芍、黄芩、栀子、丹皮、女贞,嘱以参须煎另冲,每月经行前服五剂,三月而经调。

二、月经量之多少第二

经行多少,乃月经量之为病,然月经持续日数长者必量多,又月经中激烈运动时,恒变为多量,亦不能一例。王肯堂曰:妇人月经乍多乍少,当分阳胜阴,阴胜阳。盖阴气乘阳,则包藏寒气,血不运行,《经》所谓天寒地冻,水凝成冰,故令乍少。若阳气乘阴,则血流散溢,《经》所谓天暑地热,经水沸溢,故令乍多也。此外又有经行不断,淋沥无时者,乃劳损气血,而伤冲任,多属气虚不能摄血。傅青主谓经水过多,行后复行,面色萎黄,身体倦怠而困乏愈甚者,为血虚而不归经,即指此候。惟若时止时行,腹痛,脉沉细,则为寒热邪气客于胞中,非虚弱可比矣。汪石山治一妇产后经行不止,或红,或白,或淡,病逾八月,面色黄白,性躁头眩脚软,医用参芪补药病益加,用止涩药不效。汪诊之右脉濡弱无力,左脉略洪而驶:曰,右脉弱者,非病也,左脉偏盛,遂觉右脉弱耳,宜主左脉,治以凉血之剂,遂以生地、白芍、白术各一钱,黄芩、阿胶、归身各八分,陈皮、香附、川芎、椿根皮、茯苓各六分,柴胡、甘草各五分,煎服二十余剂而愈。立斋治一妇人,因经水多,服涩药止之,致腹作痛,以失笑散二服而瘳,五灵脂、蒲黄俱炒等分,每服二三钱,醋一合熬成膏,入水一盏,煎七分,食前热服,又用加味逍遥散数剂而经调。伯未治虹口万生号主妇饮食少思,内热作渴,经行稀少,肢体瘦懒,入晚时有疟状,脉来洪数而虚,盖此妇孀居数载,肝脾郁结所致,不治将为瘵矣。令早进归脾丸三钱,午进六味丸三钱,晚进逍遥丸三钱,勿间断,约二月每丸各进斤许,登门来谢,诸恙霍然矣。

三、月经色之浓淡第三

朱丹溪曰,经水者阴血也,阴必从阳,故其色红,今按月经血与普通出血之血液不同,多呈暗赤色,时或近于棕色,在生理上从无鲜红者也。至其变化,色紫者风也,淡白者虚也,或挟痰停水以混之也,如米泔水,如屋漏水,如豆汁,或滞黄混浊模糊者,湿痰也,成块作片血不变者,气滞也,或风冷乘之也,色变紫黑者血热也,此其大较,惟经色黑者,最宜明辨。丹溪、肯堂均指热甚,以为热甚水化之候,然余于风寒外乘,时有所见,殊难拘泥。大概寒主引涩,小腹内必时常冷痛,经行之际,或手足厥冷,唇青面白,尺脉或迟或微或虚,或虽大而无力,热则尺脉或洪或数或实,或虽小而必有力,与脉证相参,庶得真情耳。吴茭山治一妇行经,色淡若黄浆,心腹嘈杂,此脾胃湿痰故也,以二陈汤合四物入细辛、苍术数服即止。又治一女子经水下如黑豆汁,此络中风热也,以四物汤加黄芩、川连、荆芥、蔓荆,数服经清色转。汪石山治一妇瘦小,年二十余,经水紫色,或前或后,临行腹痛,恶寒喜热,或时感寒,腹亦作痛,脉皆细濡近滑,两尺重按略洪而滑,汪(石山)曰:血热也。或谓恶寒如此,何谓为热?曰:热极似寒也,遂用酒煮黄连四两,香附、归身尾各二两,五灵脂一两为末,粥丸空腹吞之而愈。伯未治一妇,经行色淡,腰酸头晕。询其患白带否,曰有,曰是则脾虚下陷也,用苍白术、茯苓、半夏、陈皮、豆蔻、升麻、当归、川芎,数剂而带少经浓。

(《中医世界》1931年9月)

四、经行多少第四

经行多少,乃月经量之为病。每月经时出血之全量,约九十克至二百克,一克合库平二分六厘八毫。若太过不及,均非正调。然月经持续日数长者,必量多。又月经中激烈运动时,恒变为多量,不能一例。王肯堂曰:"妇人月经乍多乍少,当分阳胜阴,阴胜阳。"盖阴气乘阳,则包藏寒气,血不运行,《经》所谓"天寒地冻,水凝成冰",故令乍少;若阳气乘阴,则血流散溢,《经》所谓"天暑地热,经水沸溢",故令乍多也。此外又有经行不断,淋沥无时者,乃劳损气血,而伤冲任,多属气虚不能摄血,傅青主谓"经水过多,行后复行,面色萎黄,身体倦怠而困乏愈甚者,为血虚而不归经",即指此候。惟若时止时行,脉痛,脉沉细,则为寒热邪气客于胞中,非虚弱可拟矣。

方剂

当归饮:当归,白芍,川芎,熟地,白术,黄芩。

四物葵花汤:当归,川芎,白芍,熟地,葵花,红花,血见愁。

加减四物汤:熟地,白芍,当归,川芎,白术,黑芥穗,山萸,续断,甘草。

蒲黄散:黄芩,当归,柏叶,蒲黄,生姜,艾叶,生地,伏龙肝。

固经丸:黄柏,白芍,黄芩,龟板,樗根皮,香附[①]。

五、经行异色第五[②]

方剂

荆防四物汤:当归,川芎,地黄,芍药,荆芥,防风,白芷。

加味芎归汤:人参,黄芪,白芍,香附,川芎,当归。

加味二陈汤:陈皮,秦艽,防风,半夏,甘草,苍术[③]。

六、经行过期第六

月经初潮,普通以十四岁为率,其停止期,则以四十九岁为准。经行过期者,即逾停止期而经犹通行之病也。《产宝》云:"女子七七经水绝,冲任脉虚衰,天癸绝,地道不通而无子,或劳伤过度,喜怒不节,经脉衰微之际,又为邪气攻冲,则当止不止。"此语诚确。然余谓月水当止不止,实为血崩之渐,非水内耗而动命门之火,即气郁甚而发龙雷之炎,二火交发,血乃奔下,有似

---

① 下文有"验案汪石山……立斋……伯未……诸恙霍然矣"之文字,内容与"二、月经量之多少第二"段末医案相同,故删。
② 下文有"朱丹溪曰……庶得真情耳",与"三、月经色之浓淡第三"下文字同,故删。
③ 下文有"验案""吴菱山……汪石山……伯未……数剂而带少经浓"三个医案,内容与"三、月经色之浓淡第三"段末医案同,故删。

行经,非实经比,故往往用补益肝脾肾之气血而愈。但亦有未及期而经先断者,则当察其是否心肝脾之气郁,而补以通之,散以开之,自能再至,兼可受孕。

(一) 方剂

芩心丸:黄芩心。

安老汤:人参,黄芪,熟地,白术,当归,山萸,阿胶,黑荆穗,甘草,香附,木耳炭。

益经汤:熟地,白术,山药,当归,白芍,枣仁,丹皮,沙参,柴胡,杜仲,人参。

(二) 验案

陆养愚治王笠云母,年四十九,一日经来不止,昏晕厥逆,脉之两手沉微如丝,此属崩候,急以八物汤加附子、姜炭灌之,半时方醒,连进二大剂,乃止十之七八,至十剂后方能止。后数月复崩亦昏晕,或以犀角地黄汤,加藕节、阿胶之属不止,脉仍沉弱,以附子、干姜、鹿茸俱烧存性,同釜底墨酒调服之即止。后以六味,加四物料服之约二斤,而不作。

伯未治召楼奚姑母,逾期而月事仍行,行且量倍于昔,就邻医治,服药数十剂不效,余按两手脉俱沉细,而尺部独滑数,腰酸脊痛,纳减少,且夏不衣葛,寒先人知。余曰:此崩漏之渐也,夫脉沉细,血虚于内也;尺滑数,火动于下也;胃纳减,中气下陷也;寒先知,阳气不振也;而腰酸脊痛,尤为肝肾衰弱之征;终属热扰血动,而中气失其包举,故前医专与止血而血不能止,弊在不求本也。处方用吉林参、炒松生熟地、清炙芪、炒归身、炒白芍、醋柴胡、黄芩炭、莲房炭、侧柏炭、炒丹皮合桃隔棕榈炭,三剂而经止;改用参、芪、术、草以补中,蔻、陈以和胃,精神渐复。

七、经行崩漏第七

薛立斋曰:"《经》云阴虚阳搏谓之崩,又云阴络伤,血内溢,又云脾统血,肝藏血。"血崩为病,盖因脾胃虚损,不能摄血归源;或因肝经有热,血得热而下行;或因肝经有风,血得风而妄行;或因怒动肝火,血热而沸腾;或因脾经郁热,血伤而不归经;或因悲哀太过,胞络伤而下崩。其论崩中之由,可谓掩尽诸家,而约之,可分四大纲,一为虚热,一为气陷,一为虚寒,一为气脱。寒热之中,又以因热者多,因寒者少,但其热既为虚热,则清热之品,止有地榆、柏叶、柏皮、栀子、丹皮之类,择用一二,绝对无纯用寒凉之理。盖失血之后,阳气亦馁,万无频进寒凉之法,此意惟立斋知之。再崩中之症,通常患于年老体弱者,然亦有见于少妇者,一则由于郁结,一则由于妊娠行房,盖肝之性急,气结则其急更甚而血不能藏,妊娠而泄精太过则气不能摄,而血自暴崩也。

(一) 方剂

生地黄散:生地,熟地,白芍,黄芪,杞子,天冬,地骨皮,柴胡。

柴胡调经汤:羌活,独活,藁本,升麻,苍术,柴胡,葛根,归身,甘草,红花。

芎䓖汤:川芎,黄芪,芍药,地黄,吴萸,甘草,当归,干姜。

柏黄散:黄芩,侧柏叶,蒲黄,伏龙肝。

平肝开郁止血汤:白芍,白术,当归,丹皮,生地,甘草,三七,黑芥,柴胡。

固气汤:人参,白术,熟地,当归,茯苓,甘草,杜仲,山萸,远志,五味子。

(二) 验案

吴孚先治一妇人半月前小产,继以血崩,舌硬,心摇,汗出,发润,日夜俱热,耳闭不闻,目视不见,身浮,浮如在舟车,六脉细数欲脱,用人参二两,黄芪二两,白术一两,熟地二两,当归五钱,炮姜、制附、枣仁各三钱,龙骨一钱五分,一剂顿减,二剂神精爽慧。

汪石山治一妇,年逾四十,形色苍紫,忽病血崩,医者或用凉药,或用止涩,俱罔效。诊其六脉皆沉濡而缓,按之无力,以脉论之,乃气病非血病也,当用甘温之剂,健脾理胃,庶几胃气上腾,血循经络,无复崩矣。遂用补中益气汤,多加参、芪,兼服参苓白术散,崩果愈。

裴兆期治一富室妇,崩晕交作,已逾三日,诸医治法,不外阿胶、地黄、当归、白术、山药、人参,及止崩、止晕之药,益剧。裴诊之六脉小而坚,右关细滑有力,且多呃呃欲吐之状,心下按之,硬满而痛,饮食不进,大便不通,此正与王节斋夫人崩晕证相类,受病在肠胃无疑。法当先行肠胃中积滞,使真气流行,脾得健运而统血,则崩自止,晕自宁矣。遂屏去诸药,先用导滞丸一服不动,再服大便始通,神少而清,崩亦可止。改服开胃醒脾药,崩晕顿减,继服大补脾丸,甫半月,饮哝起居如故。若泥血病而专用血药,其与刻舟求剑者何以异。

张飞畴治郭孝闻室,暑月经行时,凉卧风中,先下淋漓,加以怒恼跌哭,遂崩脱不止,小腹中如线下垂,贯心掣痛,常发热头痛,遍体烦疼,服止血药不应,而进参、芪,忽昏瞆不省,崩脱愈甚。深夜忽遽邀往,脉得弦大而䒷,独左寸尤滑,知冲任二脉受病,明是风入胞门所致,久之风从木化,血愈伤而火愈炽,非旋覆花汤、金铃子散兼进,不能清其风热,降其逆气也。况此证多有火淫血室,湿结子户,及郁结伤脾,怒动肝火,及惊恐失跌,种种不同,若用通套升发补救之药,乌能获效哉,遂如法治之而愈。

(《中医世界》1931 年 10 月)

试述月经之生理

严襄平

《易》曰:乾道成男,坤道成女。男女之生成既殊,故其生理亦异。观夫女子有胎产,有月经,而男子则无之,岂非确有异乎? 兹单就女子月经之生理,述之如下。

(一)月经之意义

月经者,女子自发育期至老年期之子宫自然排泄物也,以其排泄物为血液及黏液混合而成,而又大抵一月排泄一次,故名月经。

(二)月经之原因

《经》曰:女子二七而天癸至,任脉通,太冲脉盛,月事以时下。所谓天癸者,内分泌也;任脉者,植物性神经也;冲脉者,大动脉管及大静脉管也。女子到十四五岁时,青春腺始告成熟,而产生能化生卵子之分泌物,即所谓女子二七而天癸至也。且此内分泌之作用,有使身体起显著变化之功能,其分布于骨盘腔内之植物性神经,对于生殖器之各部,于以起自然之作用,而司造卵之工作，即所谓任脉通也。此植物性神经，又能主宰大动脉管行血之作用，使其血液下注卵巢及子宫，以供卵子之营养，即所谓太冲脉盛也。迨卵子成熟以后，输卵管之毡毛，亦赖植物性之作用而起蠕动，输送卵子，由卵巢以达子宫，斯时子宫黏膜肿胀及黏膜毛血管充血。肿胀充血者，所以备卵子之降入子宫也，黏膜肿胀，于是子宫腺分泌之黏液增多，毛管充血，于是大静脉管紫血回流，较大动脉管赤血之输送为迟，致毛细管郁血而破裂，血液穿其壁而渗漏焉。此毛细血管渗漏之血液，与子宫腺分泌之黏液，互相混合，排出体外，即所谓以时下之月事，亦即月经也。细察月经之中，又有皮上细胞及组织小片等物，是盖由黏膜上皮之大部分剥落而来也。

（三）月经之分量

月经之意义，前已言之矣，而实则以二十八日行一次者为多，盖月经为排卵作用之表现，卵子以二十八日成熟一次，故月经亦以二十八日排泄一次也。其行约三日至五日始净，其一次之总量，大约七八钱至三四两之谱，视其平常多少之不同而异。若较平时过多或过少，皆为有病之征，又或来时甚久，淋漓不断，或一二日即停闭者，亦非健康之候也。

（四）月经之色素

月经为殷红而微带赭色之柔黏液质，夫尽人而知之矣，然当女子初潮，其或淡红而带黄色，其量亦少，厥后量始渐多，色亦渐红，惟色以鲜明为贵。若色过淡过深或杂有紫色之血块，固皆为有病之兆，而色不鲜明，亦非健康之象也。

（五）月经开始及停止之期

《经》曰：女子二七，月事以时下。此言月经初至期，当在十四岁也。然此不过为泛言之词耳，往往有因地气风俗、体质知识之不同，而月经之开始有迟早之各殊也。大抵月经初至之期，居南方温暖之地，较早于北方寒冷之区；居城市繁华之域，较早于清静偏僻之乡；体气热者，较体气寒者为早；知识聪明者，较知识愚笨者为早。盖地气风俗、体质知识数者，皆足以影响于其生理，使其身体之发育有迟早之不同也。二七之说，特道其常耳。《经》又曰：女子七七，地道不通。此言月经停止之期，当在四十九岁也，然此亦不过为泛言之词耳。往往有因身体禀赋之不同，而月经之停止有迟早之各殊也。大抵月经开始早者,停止反迟,开始迟者,停止反早。先天足者,停止较迟,先天弱者,停止较早。《经》所谓有其年已老而有子者,以其天寿过度,气脉常通,而肾气有余也。质言之,即以其先天足而身体之禀赋厚也,七七之说,亦特道其常耳。此外有因疾病及妊娠哺乳而月经停止者,其由妊娠及哺乳而月经停止者,为暂时的。其由疾病而月经停止者,或为暂时的,或为永久的,须视其疾病若何而异也。

(六)月经对于身体各部之影响

女子二七之年,而月经开始者,以斯时青春腺成熟,发生内分泌故也,近贤恽铁樵氏谓全身腺体皆为一个系统,即全身腺体,对于全身体之发育与变化,皆能互为影响也。故月经开始之时,即生殖器发达之日,亦即声带变化,腰围广阔,乳房胀满,阴部生毛,全体表现女性现象之候,此即由于全身腺体之内分泌互为影响也。又月经之来,往往精神上起暂时之变化,即神经过敏,易受感触,每因细故,辄动重怒,此亦生理使之然也。至若少女初潮,常发生惊愕恐怖之念,身体之痛苦,盖亦多矣。

(七)月经之异态

女子自二七至七七之间,除妊娠期及哺乳期外,应有月经时下,此生理之常态也,但亦有因生殖器之发育不完全,而不行经者,又有终生不行经而能妊娠者,谓之暗经。二月一行,不爽其期者,谓之并月。三月一行,不爽其期者,谓之居经。一年一行,不爽其期者,谓之避年。此虽属于生理之异态,然亦间有属于病态者,是亦不可不知焉。

(《苏州国医杂志》1934 年春季)

妇 科 条 解

吴香圃[1]

妇人以血海为主,原其血海居于膀胱之外,又为膀胱之室,冲任二脉皆起于胞中,男女均有此血海,但男体属阳,其气应日,运而行之血无积留,女体属

---

① 吴香圃:《国医正言》编辑助理人员之一。《国医正言》于 1934 年 6 月由天津国医研究会、天津中医公会、中国医学传习所联合创刊。

阴,其血应月,积留弥月始满,故一月行经一次,是血海为男女存血之总部也。

妇人专以月事为主,任脉通而太冲脉盛,月事至三旬之期而一下,经过三五七日阴阳合能生男,经过二四六八日阴阳合能生女,象月盈亏不失其期,故名月信,五行之土五常之信也。脾为阴土,胃为阳土,皆属于信,信则一月而下,不愆其期。心生血,肝藏血,脾统血,中焦受气生汁化赤,则为经水也。冲为血海,又为月信之原,而源于脾胃,脾和而胃健,输转水谷之精气,则血生焉。

妇人经水不调,如经血赶前错后,或多或少,或有或无,谓之不调,不调则为失信矣。

妇人经水不调而多病者,以虚实分之,以阴阳偏盛分之。《内经》云:土太过则敦阜,敦阜者厚高也。如因此而病者,宜疏泄,当用平胃散加大黄、桃仁、枳实、芍药之类;土不及则卑监,卑监者沉陷也,如因此而病者,宜培补,当用六君子汤加归、芎、柴、芍及归脾汤之类,此言经水不调,以虚实分之也。

妇人月经乍多乍少,或前或后,行经而腹痛,医者竟按经病治之,不辨阴胜于阳,阳胜于阴之至理,所以服药罔效。

妇人以血海为主,如气血俱虚者,用补血药,血足而壅其气;男子以气为主,如气血俱虚者,用补气药,气足而生其血,此乃男女气血阴阳之分别也。

若阴胜于阳,则胞寒气冷,血不运行,谓天寒地冻,凝水成冰,以致月经乍少而在月后,或断绝不行;若阳胜于阴,则血气散溢,谓夏暑地热,以致经水沸腾,故令乍多而经期向前,或一月数行,或崩漏不止。当分别阴阳,通其经络,调理气血,此乃统论阴阳之道也。

阴阳二字,专指脾胃而言,脾者太阴湿土也,不得阳明燥气以调之,则寒湿盛,而阴道常虚;胃者,阳明燥土也,不得太阴湿气以调之,则燥热盛,而阳道常实,治理此症,当以四物汤加香附、茯神、炙草主之。如阴盛者,原方加附子、肉桂、干姜、吴茱萸、桃仁、红花之类;如阳盛者,原方加黄连、黄柏、知母、黄芩、天麦门冬之类。无论阴阳虚实,经血或闭或塞,或崩漏者,用《金匮》温经汤,善用者服之多效。以上之方,虽然平浅,亦不可弃也,望同道诸君稍留意焉。

妇人以月经为主,月经一月一行,天然之常事,月经行下之时,或先期或后期,或塞而不通,或流而不止,皆为血分病也。天有不时阴晴,病有不时变更，当月事之期，其血不下，只见吐血衄血者，气血上冲，是谓之经血逆行也。

月经有两月一行者，谓之并月；有三月一行者，谓之居经；有一年一行者，谓之避年；有一生不行而受胎者，谓之暗经。又有受胎之后，月月点滴见血竟不碍胎，届时而产者，是谓胎盛，俗名垢胎，亦有受胎数月，忽然大下血而胎不坠者，是谓漏胎。以上数端异常之象，而竟不害事也，乃中土失其主信之道，如人无信行也，大抵妇人患斯症者，肝木过旺，逆气上壅，似此者其人之性情必乖张矣。

妇人月水行时，有兼潮热腹痛者，重则咳嗽汗出，或吐或泻，潮热汗出，津液愈行消耗，逆气上壅，肺气不降，而作喘嗽，脾阴与胃阳不和，邪气下降，以作吐泻，血滞积入骨髓，则为骨蒸，郁血与新血相搏，则为疼痛，血枯不能滋养百骸，则劳热内生，或挟痰气、寒冷、食积，则为疼痛。凡此诸症，皆阻经候不调，必先治其病，然后再调其经也。

妇人有月经不调者，有月经不通者，不调不通之中兼有腹痛者，兼有发热者，乃分为四项也。细详言之，不调之中，有趱前者，有退后者，趱前为热，退后为虚；不通之中，有血枯血滞者，血枯宜补血滞宜破也；疼痛之中，有平常疼痛者，亦有经前经后疼痛者，平常与经前为血积，经后为血虚也；发热之中，有平常发热者，亦有行经发热者，平常为血虚而有积滞，行经为血虚而有热也，此其四项也。

人之气血周留而无病，忽然忧思忿怒则伤肝，以致郁结不行，行经或产后偶而饮冷食凉，则恶露不尽，经候不调或不通，或作痛，此皆于以上二因之所作也。人之气行血活，气凝血滞，治血病必先行其气，用香附之类是也，温则流通，寒则郁涩，治血病以热药为佐，用肉桂之类是也。

妇人有先经不调而后生其病者，亦有先病而后经不调者，如先经不调而后生病，必先调其经，其经调病易去也，如先病而后经不调，必先治其病，其病去经易调也。分因详症，是为调经之法也。

妇人月事为月信，是指脾胃运化水谷以生血而言。《内经》云：二阳之病发心脾，有不得隐曲，女子不月，其传为风消，其传为息奔者，死，不治。夫二阳者，足阳明胃也，为仓廪之官，主纳水谷，时有不能纳受者，阴土与阳土不和,以致输转失职之故也。女子有不得隐曲之事,郁之于心,故心不能生血,而血不能养脾,胃有所受,脾不能化,而继则渐不能纳受。故胃病发于心脾也,由是水谷衰少,无以化精微之气,以致血脉遂枯,月事不能以时下矣。如患斯症者,宜用归脾汤加鹿茸、麦门冬服之可愈。推解隐情曲意难以舒其衷,如气郁而不畅,不畅者心气不开,脾气不化,水谷日少,而津液不能变化气血,所以入二阳之血无余,此不月之原因也。传为风消者,风之名火之化,消为消瘦也,胃主肌肉发热消瘦也,宜归脾汤加丹皮、栀子、地骨皮、芍药主之。传为息奔者,喘息上奔,胃气上逆,肺气不下降也,宜金匮麦门冬汤主之。人无胃气者则死,故云死不治,此为经血本原之论也。

　　妇人经闭,情因恼怒忧郁,以致伤肝,其经不调者有之。室女患此症甚于妇人,所以难治也,乃室女浑全之人,经血初生,脏腑娇嫩,而不应阻塞不通,竟患经闭不行,若非血海干枯,即经脉逆转。血海干枯者,宜用当归补血汤加麦冬、炙草、芍药,虚者加附子以助之。如若失治,则内热作灼,金被火烁,遂致咳嗽,肌肉甲错,毫毛焦落,以成怯症矣。经脉逆转者,宜金匮麦门冬汤,或芍药甘草汤加牛膝、茜草之类以调之。若失治则为吐血、衄血、咳嗽、骨蒸劳热,以成瘵疾矣。若肝木过旺,气分不舒,以致左胁刺痛,颈生瘰疬,宜逍遥散加瓜蒌仁、川贝、牡蛎、香附、青皮之类,解郁以平之。若肝脉弦胜上寸口鱼际,非药所能治也,使与男子交则愈矣。此乃室女与妇人脏腑不同,治法各异,望阅者诸君裁正焉。

(《国医正言》1934 年 12 月)

女 科 经 言

唐吉父[①]

　　唐吉父先生,海上之名医也,亦为不佞之业师,现任中央国医馆名誉理

　　① 唐吉父(1903—1986):男,汉族,浙江湖州人。1919 年师从湖州名医朱古愚,1924 年来沪行医。曾任上海医科大学妇产科医院(今复旦大学附属妇产科医院)教授,历任中医科主任、上海中医学会理事、上海中医学会中医妇科学术委员会主任委员、《上海中医药杂志》编委会委员。为《中国医学百科全书》中医药分册和中医妇科分册的编委。从事中医妇科临床研究,调肝治疗经前期紧张征、活血化瘀治疗子宫内膜异位症,获 1984 年上海市中医、中西医结合科技奖二等奖及三等奖。

事,江苏第二监狱署医官,上海中国医学院妇科专科教授,擅长女科,阐发中西医理,学术超群,经验宏富,此作皆为其生平实验所得,与率尔操觚者有殊,今后陆续刊登,闻中国医学院经已采为女科教本,读者幸勿忽视之也。

邱治中

(一)调经

《内经》云:"女子七岁,肾气盛,齿更发长,二七而天癸至,任脉通,太冲脉盛,月事以时下。"夫天谓天真之气,癸谓壬癸之水,故月经一名曰"天癸"也。然冲为血海,任为胞胎,二脉流通,则经血渐盈,所以应时而下,每以三旬中见之,以象月盈则亏,复缺又圆,按月信期而至,自二七以至七七而终,故又名曰"月信"。有以未七七而先止,至七七而未终,皆多随其生理而变化。大抵风化开通之区,见闻较广,童女发育更早;如于穷乡僻岛,鲜见少闻,或以敦尚礼教,简居伏处,则其来也迟,其去也晚。试观高粱肥沃之妇女,不规其行,不操其贞,行经必错乱无定,或伤其身,或罹痼疾,无一幸免者;至于藜藿之妇女,粗衣淡饭,作息有时,既不为虚荣所驱,复无尘嚣之念,则其月经必信行有时,岂独永年可卜,其子孙亦必蕃衍矣。于此可见妇女之月经,不但关系个人之健康,盖兴国家称族之强弱,实有系也。

凡女子自初生以至老死,不病则已,既病莫不关于胎、产、经、带四大者,其间实变幻曲折。治疗方面,不能须臾离也,因女子生理,与男子不同,厥惟子宫一端,有子宫而复有月经,有带下,有胎前,有产后。兹将其局部生理,胪列于后。

(二)妇女月经生理之造构

妇女月经生理之构造,可分为二部,在盆骨之外者,曰外生殖器,在盆骨之内者,曰内生殖器。外生殖器由小阴唇内至大阴唇,及阴核、前庭腺等部组织而成。其他尿道、输尿管、膀胱等,乃妇女生殖器中之附属器官,即排尿器之一部分也。

1. 妇女外生殖器之解剖　外生殖器在盆骨出口之前,与排尿器之终末相接。在阴道口与小阴唇之间,有薄膜,曰处女膜,若经一次分娩即分裂为两小片,曰处女膜痕。前庭腺为阴道口与小阴唇间之小腺,在处女膜之外方。小阴唇之皮肤小皱襞,位于阴道之两侧,后端于大阴唇之内侧,前端达于阴核之上方。大阴唇为外阴部左右肌肉隆起处,至青春发育时期,此处阴毛发生,其前端两阴唇连合处,曰"前连合",前方又有菲薄之横皱襞,即阴唇系带也。阴核为勃起性之圆形小体,位于小阴唇前端,外包缔结组织与男子之阴茎,质同而形异也。(未完)

(《中医世界》1936 年 10 月)

2. 妇女内生殖器之解剖

(1)阴道:阴道在子宫之下方,为延长性之肌肉器官,前方为膀胱尿道,后方为直肠前后两壁,互相接触,上方为囊形,前后有凹陷,即前后阴道之穹窿也。

(2)子宫:子宫为平滑肌之囊形器官,其形如西洋梨,在小盆骨内,前方为膀胱,后方为直肠,两侧为卵巢及输卵管,分子宫体、子宫颈、子宫阴道相连,其下端有横裂孔,即子宫外口,子宫阴道段,则甚狭小,其横断面,呈三角形。

(3)输卵管:输卵管,为管状之器官,长八至十五厘米,由子宫角部起向盆骨壁上行,后折向下方至卵巢而终。

(4)卵巢:卵巢为扁平圆形之腺状脏器,司产卵及分泌之作用,在少女时,为扁平形,至春机发育时,则特别发达,开始排卵,由输卵管以达子宫。

3. 妇女之生理特殊变化 妇女之生理特殊变化,亦有四期,自童女二七(十四岁),月经开始,而至七七(四十九岁),终了时期,前后约计三十五年,在此三十五年之中,均有生殖力量,除此三十五年,月经时期之外,皆与男子无异,惟形质之不同耳。

(1)童女时代:童女时代,为自父母诞生之后,而至十三四五岁之前,值此时代所有生活现象,与男子无大区别,盖其生殖之特殊机能,尚未开始故也。

(2)青春时代:青春时代,即月经初潮起至第一次妊娠前之时代,自十三四五岁,而至二十岁左右止,本期间内之妇女生活现象较为复杂,生殖器每月有月经来潮,卵巢亦开始其排卵工作,而身心形态,遂发现种种特殊机能,影响所及也。

(3)家妇时代:家妇时代,自结婚日起而至月经终了时期,即自二十岁左右而至四十七八岁，在此时期，十足表现其妇女生活现象，愈为复杂，除月经之外，更有其他妊娠、分娩、产褥等变化。

（4）衰老时代：衰老时代，即月经终了而至老死，自四十七八岁以后之时代，在此时期之妇人生活现象，均觉退化，又复简单，生殖器萎缩，一切之特异征象，均感退化，以至衰老而死。综上所述，妇女一生之生活现象，若以图线表之，自童女时代而至衰老时代，则成为直线，自青春时代而至家妇时代，则又成为如波纹之曲折，若在月经时期，卫生失当，皆足致病。

4. 妇女月经之生理变化　大概妇女发育较男子为早，其女性特征于生殖器成熟时期尤显著之变化，即骨骼及全身比例，亦有特征，如盆骨较幼时为阔，肩胛胸部亦宽，而腰部则纤细，乳房膨大，皮下脂肪增加至全身丰满，内外生殖器发育旺盛，神情动作，亦迥然不似男子完成。妇女体格在此发育完全之时期，名曰"春机发动时期"，其显明之特征，即为月经来潮。

（1）月经来潮：凡妇女在发育兴旺时代，除妊娠、分娩、产褥、授乳时期外，自四星期至五星期之间，来潮一次。初潮之年龄，各国不同，吾国妇女以十四五岁最多，但各依其环境而异。

（2）气候关系：在温带热带之人民，女孩在八九岁间，月经即来；印度及亚非利加之妇女，月经初潮之年龄，以十岁至十二岁为多；在寒带妇女，月经之初潮甚迟，平均自十八岁以至于二十岁；至于北极妇女，在夏季有月经，在冬季则无之。

（3）人种不同：妇女因人种不同，而月经初潮之年龄亦各不同，有十三岁至十四岁者，有十六岁至二十岁者，又移居印度之英人，其初潮又与印度人不同，此又犹太人较阿拉伯人种为早，征之事实，初潮月经之年龄，其与人种之关系，较气候之关系尤为大。

（4）遗传关系：个人之遗传与月经初潮之年龄亦大有关系，例如一生月经不调之妇女，其所生之女孩，俟长大时，与女体完全相同，不失其种族原有之状态。

（5）生活状态：体格营养及精神作用关系月经之初潮年龄甚大，下流社会之女子，较上流社会为早；体格强健之女子，较体格衰弱之女子为迟；肉食

者较早,素食者较迟;品性早污之女子较早品性善良之女子较迟。(未完)

(《中医世界》1936 年 11 月)

谈谈妇女之普遍病

谢 瑜

  按经带两病,为妇女界最普遍之疾病,大都初起无甚痛苦,遂漫不注意,且因社会之习惯,羞于启齿,均有讳疾忌医之通病。殊不知初则易治,若迁延年月,以致病增日剧,缠绵淋漓,终而成为终身之痼疾,良可悯也。况乎既反健康之常,不特于生育有关,抑且百病丛生,而应响于民族之盛衰尤甚。因此特抽诊余之暇,不揣简陋,就其所知,述其梗要,以告我同胞。尤望同道诸君,有以指正,则幸甚焉。

  经病——女子之经水,三旬一行,此其常也,或先期,或后期,或过多,或过少,皆属之病,其经不调,必有原因。《内经》云:天地温和,则经水安静;天寒地冻,则经水凝滞;天暑地热,则经水沸溢;卒风暴起,则经水波涌而陇起。人在气交之中,当经行之前后,惟其居处不慎,卫生失宜,于是六淫外邪,乘隙而入于胞中,遂致冲任损伤,此即月经不调之病因一也。考其最大之因,莫如七情之关系,因女子大都有隐曲不得之情,以致气郁不畅,饮食日少,血无以生,上既不得奉养身心,下又无以灌溉乎冲任,神倦意懒,而为月经不调矣。故人身之内,循环贯注,一气流通,感触外邪,即起种种病症也,惟治之之道,须视其症状原因,辨别精细,倘差之毫厘,则未免失之千里。但今人每见月经超前,皆谓之热,落后皆谓之寒,多以凉血清热之品,用于先期,温通调补之法,用于后期。若月经先期血色鲜红而多,或色紫成块,脉象弦滑而数,舌苔滑腻,此固热候,治以前法,病当霍然。若经色淡而多,脉象微细,小溲清长,舌绛面浮,身体素弱,此症非由于血分有热,因之气血虚弱。气为血帅,气虚则安能统血,若误认属热,治以前法,其不死者,亦当殆矣。经行后期,亦有寒热二种。寒者,多因身体羸弱,气血不足之故。热者,因津液干枯,血络燥结也。一味以先期为热,后期为寒,殊无活法变通,以致每有误事,是谁之过耶?又有经停不行,面黄腹胀,胸闷气满作痛,谓之经闭。若迁延日久,易至虚损。其因大概劳伤气血,身体虚弱也。若经来,时痛时止,忽来忽断,一时不净,谓之淋漓。若来如潮涌,大下不止,则谓之崩。若临期较多,净而不净,牵连不断,则谓之漏。夫淋漓、崩漏之症,皆属之于体虚,至其经症之虚实,亦可求之于腹痛之中。如阵痛而拒按者,则为实症;疼痛而喜按者,为之虚症。他如经前作痛,即系气血凝滞之实症;经后作痛,属之气血两衰之虚症也。总之此中寒热虚实,全凭医者之审症切脉,鉴貌辨色,如在疑似之间,必须于言语之中,旁敲侧击,探得其情,则药无不应。至其治疗之法,女科方剂甚多,殊难详述,今立一普通方药,如全当归、紫丹参、茺蔚子、芍药、香附、丹皮、茯苓、陈皮、牛膝等,而列加减于后,则可一方而通治矣。

加减法——倘先期或过多,用归身、丹皮,或再加川断。血热,加生地。气分热,加芩、连。下焦火炽,加知、柏。先期色淡而少,则属于虚寒,加炮姜、白术。后期,加郁金、枳壳、川芎、吴萸,或加姜、桂、艾叶。来少不畅,或成块者,必须丹参、五灵脂并用。腹痛者,加金铃、延胡、腹皮。经前腹痛不畅,可酌用莪术、桃仁。至于木香,前后均可加入。经前腹痛,因于湿热者,黄芩、白芍并用。经尚未净,而行房事,致经来不畅,或遽止,而腹痛者,两头尖为必用之要药。腰酸或痛,杜仲、寄生、金毛狗脊,亦为要药。淋漓不断,牛膝、茺蔚皆宜去之,当加枣仁、远志、木香,再加地榆、陈棕、血余等炭,以止其红。或加固涩之品,如牡蛎、乌贼、伏龙肝、赤石脂之类。经闭者,大概虚则补之,瘀则行之。行血之品,如泽兰、枣、柏、棱、莪、失笑、马鞭、寄奴、桃仁、红花等。干血则以䗪虫为要药。经调不育,以紫石英为要药也。临经有寒热者,加柴、芩,呕吐加半夏、左金,头痛加蒺藜、菊花。以上诸法,设能确合病机,自有得心应手之妙也。

(节选自《中医世界》1937 年 1 月)

论妇人之病首在调经

陈述先

两仪定位,阴阳肇分,天地即以阴阳化生万物。故《经》云:阴阳者,天地之道，万物之纪纲，变化之父母，而男女者，其阴阳之始也。是以操调燮之术者，不可不于妇人之病为独重也。自宋寇宗奭谓宁医十男子，莫医一妇人。以妇人病，四诊有所不能尽，而其所患者，多隐曲不可述，如月经胎产至崩淋带下，俱属鄙琐难以言示。然而妇人之病，惟兹诸症为最要。盖妇人以血用事，故病莫先于调经。所谓经者，亦名天癸，又名月信。《经》云：女子二七而天癸至，天谓天真之气，癸谓壬癸之水，壬为阳水，癸为阴水。女子阴类，冲为血海，任主胞胎，二脉流通，经血渐盛，应时而下，天真气降，故曰天癸，常以三旬一见，以象月盈则亏，不失其期，故又名月信，合乎此则调，调则无病，不合则为不调，不调则百病丛生。治之者宜详察其病原，细审其所不调之故，然后用药，始能见效也。妇女既禀娇柔脆弱之体，而又有偏颇猜妒狭急之性，稍不如意，即忧思怨怒。忧则气结，思则气郁，怨则气阻，怒则气上，血随气行，气逆血亦逆矣，气血一逆，则诸病蜂起，月经必因之而不调矣。加以家务繁冗，劳役烦恼，胎产乳子，耗血过剧，种种竭精致力，耗气血，亦必致经水不调。夫经者，常候也，候一身阴阳恣伏安危，故每月一至。太过不及，即曰为不调，阳太过则先期而至，阴不及则后时而来，其有乍多乍少，断续不行，崩漏不止，皆阴阳衰盛所致。故月水循环，应时而至，则纤疴不作。凡六淫外侵，而变病百出，七情内伤，则罹难莫救，犯时微若秋毫，成患重于山岳。苟七情内伤，六淫外侵，饮食失节，起居失宜，脾胃虚损，心火妄动，则月经不调。经候不调，又有三因，一为脾虚；二为冲任损伤；三为脂痰凝塞。大胃为水谷之海、气血之母也，惟忧愁思虑则伤心，心气受伤，则脾气失养，郁结不通，腐化不行，胃虽能受，而所长养灌溉流行者，皆失其令，故脾胃虚弱，饮食减少，气日渐耗，血日渐少，则有血枯、血闭、血少色淡、过期始行不调诸病矣。若其人之性情执拗，偏急忿怒妒忌，以伤肝气致冲任失守，血气妄行，或经未行，与经未断合非其时，以动其血，冲任内伤，血海不固，为崩为漏，有一月再行等诸不调之症矣。惟彼肥硕者，膏脂充满，元室之户不开，挟痰者痰涎壅滞，血海之波不流，故有过期而经始行，或数月而经一行，诸变病矣。故月水或前后或多少，或未来先病，或经过而病，或来而断续，皆谓不调。其有先病而后致经不调者，有因经不调而后生诸病者。如先因病而后经不调，当先治病，病去则经自调。若因经不行而后生病，当先调经，经调则病自除矣。若月经先期来潮血多者，为肾中水火俱旺，火旺则血热，水旺则血多，此有余之故，非不足之病，故火不可任其有余，水断不可使之不足，治宜少清其火，不必兼泄其水也。如先期经来血少者，乃肾中火旺而阴水亏，先期既为火旺之征，多寡即为水气之验，先期多者，即火旺而水亦有余，少者火热而水益不足也，故治法不必泄火而专补水，水足而火自清矣。况经行先期，有因脾经血燥者，有因肝经郁滞者，有因肝经怒火者，有因血分有热者，有因劳役火动者，其因不一，治法当亦各异。若月经后期而来血多者，血之寒而有余，来少者，血之寒而不足也，治宜于补中温散之，不可谓逾期者均属不足也。夫经过期有因脾经血虚者，有因肝经血少者，有因气虚血弱者。色淡稠黏者，多痰，色紫黑有块者，血热。病因有别，治法迥殊。月经以色为主，虽不对期而色正者，易调。其色紫者风热也，黑者热甚也，淡白者虚也，或挟痰停水以混之，如米泔水，如屋漏水，如豆汁，或带黄混浊稠糊者，湿痰也，治法当与普通不调稍异矣。若经闭不行，其候亦有三：一则为脾胃损伤，饮食减少，形体羸弱，气耗血枯，而经不行，法宜补脾胃，养血气，以待气充血生，经自行矣。一则为忧愁思虑，恼怒怨恨，气郁血滞而经不行，法当开郁气，行血滞，而经自行矣。一则躯肢迫塞，痰涎壅滞而经不行，法取行气导痰，使经得行。总之气行血行，气滞血滞。大抵治之法，热则清之，冷则温之，虚则补之，滞则行之，滑则固之，下陷则举之。黄连、黄柏清热之药也，丁桂、姜、附温暖之药也，参、术、归、茯补虚之药也，川芎、香附、青皮、元胡行滞之药也，牡蛎、赤石脂、棕榈、侧柏固精之药也，升麻、柴胡、荆芥、白芷升举之药也，随其症而用之，鲜有不效者。再别其富贵贫贱，环境丰涩，性情刚柔，因人而施其治，随症以投方剂，庶无遗误矣。综斯以观，则妇人月经之病，岂非繁且难欤？然虽妇人病变万端，一言以蔽之曰，调经为本，调经即所以治病，病愈经即调矣。昔司马子长称扁鹊过赵，闻邯郸贵妇人病带下，即如带下医。夫妇人病不止于带下，而扁鹊所过，随以其名闻诸侯间，知古人留心于妇人病，盖慎且重也。今人果能如扁鹊之用心，又何患治疗之倍难于男子也。

（《国医砥柱月刊》1937 年 2 月）

科学的月经论

胡九功

绪言

上海现代中医杂志社,以妇女病征稿及余,余于妇科,本非素习,新旧专书,亦少涉猎,故于妇科学说,所知有限,至高深研究,更毋论矣。

吾国前贤,有谓宁治十男子,莫治一妇人者,虽则言之过甚,但妇女病之难治,确使当时之医家最感棘手,固非全属妄语也。

所谓妇女病者,有广狭两义。狭义者,系专指妇女生殖器及其附属器病;广义者,凡男子所无之病,可统名之为妇女病。世俗往往以经带胎产诸疾为妇女病,其涵义未免过狭也。

近世东西诸国,借自然科学之发达,医学日渐昌明,妇人科学之研究亦较前进步,向日疑难莫决诸问题,今已先后阐明,凡前人架空向壁之忆说,均为实验科学所击破。诚以虚言不能与实验争胜,天演之公例然也。就我国言之,则每有中医学上已认为定论者,以近世科学原理审察之,而发见是非颠倒,错误百出者,不在少数,例如:

(1)产后之阵痛,为子宫收缩之好现象,而中说误认为血块作祟,反用峻烈之品,攻破兼施。

(2)产后恶露不多,亦为子宫回复及血管愈合之佳象,中说亦误为恶露积滞,乃反饮以糖酒,投以生化汤之类,以热性药物增高血压,使愈合之血管重新破裂,以无病变有病。

(3)临产妇人之晕厥,十九为急性脑贫血,而中说名为血晕,谓恶血逆流迷心也。故俗例不许产妇平卧,殊不知头部位置最高,在上之血液,最易下注(液体喜低流,为物理之通性),况临产妇人,又须消耗大量血液,而脑中之血益少,故责令产妇起坐,实不啻促成其脑贫血(以上三说见余岩氏《医述》及俞松筠《科学的达生篇》)。

吾国之所谓妇科专家者,间有不知生理,不明病理,仅借几纸套方,笼统应病,即或治愈,亦知其然而不知其所以然。语云:未知常,焉知变。故欲明妇女病之所由成,当先悉妇女之生理。妇女生理之最复杂者,莫如月经。兹为便利研究计,特就月经之生理与病理,以科学原理,分别述之如下,以待海内名家之指正。

（一）月经之生理

1. 月经初潮之年龄　女子达一定年龄,发育渐全,由子宫定期排血,通常四周一次者,即名月经。我国中医籍上,尚有天癸、月事、月水、月信、信水等别名。此种现象,为生理的变化,决非病理之作用也。其月经发现之年龄,由气候、风俗、人情、阶级、体质而异,无论东西各国,大概暖地较寒地为早。印度人民八岁已来,至十二三岁,已为人母。小家碧玉,较深闺者为早,而生长于花街柳巷者尤早。其居住都市者,较居住田野者为早。富家女子,又较贫家女子为早。其伶俐者,又较朴实者为早,此通例也。兹再就各国之统计,摘录如下。

中国对于月经初潮,向无统计。回忆初入医校时,闻某教授言,谓中国月经初潮,约以十六岁七个月为最多。但据最近上海东南医学院陶炽孙、杨丽文、徐大哉三先生之统计报告,似较前者为早,不过其统计地（无锡、上海、宁波）为华中三大埠,文化水准较高,妇女知识亦较开化,故其统计数,亦难代表全国。兹抄其平均初经年月如下:无锡 13.06,上海 13.77,宁波 15.83,（原文为《正常中国人月经初潮的调查初报》,刊载于四卷十一期之新医药）。

日本人之月经初潮,平均以十四岁六个月为多。据二十年前之统计,日本金泽,自十四岁至十六岁者,为 67.5%,日本大阪,则为 66.5%。

中国台湾人之月经初潮,据日本医师高木氏在台湾西南部调查台湾妇人一百三十五名之结果,知最早者为十一岁三个月,最迟者为二十二岁八个月,平均为十六岁七个月二十三日。

琉球人之月经初潮,平均为十六岁。

朝鲜人之月经初潮,平均为十五岁。

斯拉夫人种之月经初潮,平均为十六岁。

犹太人种之月经初潮,平均为十三岁。

印度人种之月经初潮,平均为十一岁。

迦姆以卡人种之月经初潮,平均为十五岁。

德国人之月经初潮,约自十四岁至十六岁,然就德国大学之统计,自十四岁至十六岁者,为52.8%,据培以爱而氏之统计,为48.8%,勿依痕蓝脱地方,为58.6%。

2. 月经初潮之征象　当女子生殖器成熟时,自觉荐腰部及子宫卵巢部有牵掣感觉,下肢倦怠酸楚,皮肤充血,体温亢进,消化不良,便通排尿均受障害者,即月经初潮之先兆也。先有黏液之排泄,继则有血液之分泌,所分泌之血液,为静脉性,难于凝固,血液止后,复泌黏液,如此持续三四日(亦有一二周者)。黏液之分泌止,则春情亢进,此时乃渐萌羞耻之念,与眷恋男之心。至其肉体方面,则乳房肥大,性器发育,阴毛渐生,骨盘膨大,臀部丰满,其精神上亦随之而起极大之变化矣。

3. 月经闭止之年龄　自月经来潮后,平均约经三十年,生殖之机能渐止,月经亦随之而闭止,是之谓经竭期。经竭期亦如破瓜期,由人种、气候、生活状态及素质遗传等而不同。其闭止说,亦分二派。

(1) 其初潮早者,其闭止亦早。例如热带印度等处,女子初潮甚早,十一二岁已为人母,惟早来者早止,故年未三十,已老象毕现。此不惟身体与教育有不同,国与国亦有不同,且因人而异,在亚洲南部之女子,十二岁已成老媪,亦奇闻也(据察芬斯氏说)。

(2) 其初潮早者,其闭止反迟,初潮迟者,其闭止反早,与第一说适成反比(据木下氏说)。按月经闭止之年龄,通常均在四五十岁之间。温带地方,平均为四十五岁三个月,其初潮至闭止期,有三四十年之持续。此外经产妇较未产妇为迟,富家妇较贫家妇为迟。

4. 月经型及量　通常月经之持续日数,因人而异,大约自一日至八日,但在三日至五日间者为最多。月经之周期,大都为四星期,即前回月经之第一日,至次回月经之第一日,其间相隔为二十八。但亦因人而略异,有二十七日一回者,三十日一回者,亦有三周一回者,更有在寒带中之俄国女子,其月经来潮,一年仅三四次(中医谓之居经,或曰按季)。凡此种种,周期虽非二十八日,但每回常以此为一定之周期,如此循环反复之月经,名为正调。

其周期短于二十八日者,曰前进型。长于二十八日者,曰后进型。其周期无定,忽迟忽早者,名曰月经不调。

又有一种适当月经初潮时,有一二日即行停止,后再来潮者,此为月经初潮期之不正潮。因此时生殖器之发育尚未完全,待发育完成后,自能归正,此种现象,决非病理,据一般调查者言,月经初来之第一年来期甚不规则,初潮来后,有越一月来者,有经数月来者,有经一年后来者,实因女子生殖器官,在此时尚未十分发育,满二十四岁后,始能发育完成。故女子月经初潮时,但为生殖器开始发育之证明,绝非发育完全之标准也。

所谓月经量者,系指月经时出血之全量而言。约计之,大凡自九十克至二百克,平均以一百克左右者为多。亦有人谓仅三十至五十克者。又据察芬斯氏之计算,谓大概在六两左右。但欲正确计算排出经液,颇非易易,故各家统计之是否真确,实难深信也。

5. 月经血之性状　月经血与普通血液不同,色暗赤,具有特异臭气。月经为子宫排出之血液,故除血液之普通成分外,并混有子宫及阴道之黏膜,与多量之黏液。若以显微镜检查之,则见多数之白血球,其化学的组成,至今尚未全明,而其成分,千分中有水分七八五至九〇一,固形分九九至二一五。

6. 月经时之症状　月经来潮时,身心各受影响,故全身均起变化,其时外阴部稍充血,子宫增大,乳房肿胀,下腹部有紧张膨满及压重之感,自下腹至腰部,有紧张性疼痛,带发作性,宛如阵痛,是为月经痛。此痛发于经前者,约有全体三分之一;起于经期中者,亦三分之一;自经前延至经期中者,亦为三分之一。此外如头痛、耳鸣、呕吐、眩晕、鼻衄、齿痛、面色苍白、唾液增多、食量减少、尿意频频、脉象变常、心悸亢进,皆为经期中常见之症也。

他如精神方面,亦受障碍,如不快疲倦等感,亦有思想简易,作犯法行为者,自统计上观之,女子之犯罪者,多在月经期间(关于此点,已为东西法学专家所注意)。其患脏躁症者,往往于月经期中复发,女子之生殖欲,亦多在月经前后兴奋。

7. 子宫黏膜之变化　子宫黏膜为经血之源,经期中该部分充血潮红而肿起,松粗而柔软,剥脱毡毛上皮,迂回腺之开口颇著明,凡腺细胞、腺间组织细胞及血管等,皆为脂肪变性,且颓败而剥离,然其脂肪变性及剥离也,仅为黏膜之表层,其深层则完全无损,直至月经终了后,更由此而再生新黏膜。

8. 月经与卵巢之关系 每当月经来潮时,排卵机能亦同时发生。盖卵巢由多数之滤胞而成,滤胞至春机发动期,渐次增大成熟,因增大而紧满,因紧满而突出于卵巢之表面,乃遂破其被膜及卵巢之表层,而分泌卵子。卵巢排卵,均在月经来潮中之前期,然亦有无月经而受孕者。例如妇女授乳期间,月经停止,而亦有受孕者,此因排卵机能未停故也。然通常无月经即无排卵。卵巢机能,至六十岁完全消灭。大凡自春机发动期至闭经期,其间约为三四十年之持续,一年排卵十三次,每次约有卵子十三个,统由滤胞排出,其余均归消灭。

9. 月经时之摄生 月经来潮,因为生理的机转,毋须特别处置,但为保持健康计,亦当加以注意者也。

现今之中国妇人,十九不明月经摄生法,及处置手段,极为粗劣。如江浙一带之农家妇,大多用龌龊之破布与草纸,填盖阴道。他如日本东京之下级社会,有以纸绵塞入阴道者。在西洋诸国,有以海绵塞入阴道者。凡此种种,皆为民间陋习,均当禁止。盖用粗硬不洁之草纸破布,非仅使阴道易发炎症,且阻碍经血之排泄,况此等物品,未经消毒,往往附有细菌。夫月经血液为细菌最上之培养基,细菌一经侵入,即行繁殖,遂发危险之重症也。

市售之月经带,有橡皮制、纱布制、棉花制及以木屑或草灰包布,制成小枕形者,总之以柔软舒适吸引力强者为上。使用橡皮月经带,往往有发皮肤炎者,中国民间沿用之骑马布(即土制的月经带)极不合理,以改用西式之丁字带为宜。又经期中不宜猛烈运动,故安静为月经期所必要,如长途旅行,乘车(自由车①)、骑马,皆为有害,均当避之。他如入浴,亦为不宜。以其有使不洁物侵入之虞也。

中国民间习俗,于经期中忌食生冷,此极可法。如平素惯食之物,固属

① 自由车:即自行车。

无妨,然如辛辣之品,及烟酒之类,总以避忌为宜。

经期中身体务须安静,已如上述,而精神之安静,亦为必要,以精神足使月经受异常之变化,故过度之喜、怒、哀、乐,均当严禁。

经期中之外阴部,须保持清洁,当用经过开沸之温汤,以脱脂棉洗拭,务将附着外阴部之经血,揩抹清净。

(二) 月经之病理

1. 无月经

[定义] 无月经者,即经证明生殖器已届成熟期,而无故经血减少,或全然缺如之谓也。但血液之潴溜于阴道或子宫,因生殖器闭塞,而不得排泄者,名曰锁阴性月经,则不在此限。

[原因] 今就无月经之原因,而区分为持续性及一时性两种。

(1)持续性无月经:因子宫及卵巢之缺损,或发育之不全而成。除此以外,而一生不见月经者甚少。然以无月经而色欲故障者,则未之有也。

(2)一时性无月经:查无月经一症,除其本性缺损外,而骤起者甚少。大抵始则正规行之,渐次减少,终则闭止,如营养及治疗得宜,有闭后仍然复来者。一时性之无月经,如于妊娠期及泌乳期见之者,则属于生理之范围。其属于病理者,如子宫病、卵巢病。续发于营养障碍及全身病后者。例如多量之出血后,急慢性贫血、结核症、慢性胃加答儿①、慢性肾脏炎、白血病、糖尿病、恶性病之恶液质、进行性麻痹狂、萎黄病,及急性传染病、脂肪过多症等。其他如厌恶受妊者,精神易感者,或遇特别恐怖,为剧度感情所制时,皆因之而发本症。近代学者,更有倡导子宫与鼻有密切关系者,其理由为肥厚性鼻炎患者,常无月经故也。

[症候] 当月经之缺如及减少时,每至经期,则起头痛,腰痛,胸闷,胃弱,心悸,鼻黏膜、肺、胃、直肠、溃疡、创伤等之出血症(所谓代偿性月经)。

[疗法] 如为一时性经闭,须注意其原因病由,并投以滋养品,如鱼、鸟、兽肉、鸡卵及百合、山芋等均佳。若饮以少量之上等葡萄酒或麦酒,亦甚相

---

① 慢性加答儿:胃加答儿,为日语胃炎之意。出自鲁迅的文集《文序跋集》中的《坏孩子和别的奇闻》。

宜。此外如节起居，慎饮食，行适宜运动，及海水浴、冷水浴、转住高山等，亦可为治疗之助。营养不良而生殖器之血行不足者，则须投以通经剂，如芦荟阿魏丸、芦荟沙皮那等，平子氏则常投以水杨酸钠，且报告其效甚伟。然与其用全身疗法，不如用局部刺激之为宜，例如温坐浴（混以芥子泥或食盐），膣①部乱刺（须反复行之），膣部热性灌注（用摄氏四十至五十度左右之温水），或通以电流，或贴以水蛭。凡脂肪过多之妇人，投以盐类下剂，其效亦著。其他如子宫内探针之插入［如欲达确效之目的，可以探针为阴极通以十至二十毫安（milliampere）之电流］，子宫按摩，子宫黏膜爬除术。如患恶性贫血及营养不良者，则投以铁剂，如林擒铁丁几（每服一•○，一日三回），焦性磷酸铁（一日量一•五至三•○），此外可用过锰酸钾（以十克为百丸，一日二至三丸），珊笃宁（○•○五为丸，一日三回分服）。最近更有以补足卵巢内分泌之不足为说，而行脏器疗法者，以上各法，据余个人研究，均无确效，为适合国情计，不如使用汉药之为得。血行不足者，投以通经剂，如当归一五•○，川芎八•○，赤芍一五•○，作煎服，一日一回。或用：全当归一五•○，紫丹参一五•○，香附子一五•○，作煎剂服，一日一回。或用：艾叶四•○，大黄九•○，全当归二○•○，作煎剂，一日一回。贫血者，投以强壮补血剂，如：熟地黄三○•○，何首乌二○•○，黄芪二○•○，当归一五•○，作煎剂服，一日一回。或用：人参一五•○，当归一五•○，龙眼肉二○•○，大枣二○•○，作煎剂服，一日一回。

［预后］无月经之预后，固与原因相关联，然由先天性子宫之发育不全而起者，经合理之治疗后，往往痊愈。如由全身疾病而起者，则预后与原病相消长，难于预卜者也。

2. 月经过多

［定义］所谓月经过多者，以其经血量过多及其持续日期延长，因以害及人体健康之谓也。如失其周期性或无间歇期（此与月经无关），而子宫流血者，名曰子宫出血，则又当别论矣。

---

① 膣：女性生殖器的一部分，即阴道。

经血之量,人人若殊,欲以经量若干以上为过多,若干以下为正常,实难确定。若单凭患者之告诉,或仅据持续之日数,而遽下月经过多之诊断者,亦为不当。大约月经过多症,初时忽然出血甚多,而持续期间,屡经强剧变化,或极多,或极少,似欲停血而忽又急剧出血,因此全身障害蜂起,呈高度之慢性贫血者,此即所谓月经过多症也。

[原因] 其原因为慢性便秘,营养不良,脂肪过多,精神骤动,血友病,韦尔化氏紫班病,肺结核,心脏病。此外子宫转位、慢性炎症、子宫附属器病、短期内之频回分娩或流产、房事过度、不自然遂情、长期哺乳等,均为其原因。

[症候] 月经过多患者,往往神经过敏,嫌明亮,易惊悸,感觉与嗅觉均变常,本症如长久不愈,则往往变为西斯的里。

[疗法] 局部止血法之最简者,为熟性阴道洗涤,以四十至五十度之热水洗阴道时,则子宫收缩,往往可达止血之目的。亦有以冰囊贴于腹部者,但贫血性妇人,则不堪忍受。另有以明矾水、单宁酸水、皓矾水等之收敛剂,灌注腔内者,间亦有效。其局部疗法之最确实者,莫如阴道填塞法,以 Jodoform 棉纱,行阴道硬栓塞,若仍不止,可用子宫内栓塞法。内服药之最要者,为收敛药,如哈麦美里斯流膏、麦角丁几等;如为贫血性妇人,则与铁剂。此外如用汉药之:当归一五·○,人参一五·○,阿胶二五·○,白芍药一○·○,作煎剂服,一日一回。或用:生地黄三○·○,阿胶二五·○,白芍药一五·○,当归一○·○,川芎三·○,作煎剂服,一日一回,均有功效。

3. 月经困难

[定义] 妇人于经前或经期中,陈诉子宫部轻度疼痛,或下腹部及腰部极微之挛痛,此种现象,完全属于生理范围,不得谓之月经困难。若苦痛日渐增剧,因之而起全身症状,即日常之劳动,亦受障碍,而至不得不卧床时,始可名之谓月经困难症。

[原因] 月经困难之原因,大都起因于生殖器病,而其中最大之原因,为输卵管炎。月经困难之原因虽多,然总不外机械性、充血性及子宫发育不全之三种。

[症候]发生本症者,通常为下腹部腰部或荐骨①部疼痛,痛之发生,多在月经开始之二三日前,月经开始则轻快。或发于月经持续期间。亦有于月经开始后二三日始发生者。其疼痛为发作性,与分娩之阵痛相同,若为持续性者,则忽轻忽重,其剧痛之时,并发头痛、偏头痛、眩晕、呕吐、胃呆、泄泻等症,甚至有精神困疲,卧床不起者。

　　[疗法]欲根治月经困难,非除去其原因不可。有炎症,则当消炎;有狭窄,则当扩张;子宫变位,则当矫正;有二便不通时,当用利尿性下剂,如汉方之:车前子一二·〇,郁李仁一五·〇,当归二〇·〇,大黄六·〇,芦荟六·〇,上作煎剂,一日一回,以通为度。确有良效者也。

　　查月经困难,西医多用麻醉剂止痛,此种对症疗法,但能取快于一时。惟汉方之牛膝散(牛膝、桂心、赤芍、桃仁、玄胡索、当归、木香、丹皮),牡丹散(丹皮、大黄、赤苓、桃仁、当归、生地、桂心、赤芍、石韦、白术、木香、生姜),玄归散(玄胡索、当归、生姜),加味四物汤(当归、川芎、芍药、熟地、玄胡索、蓬术、香附、砂仁、桃仁、红花),间有根治之希望也。

　　若为神经性者,则于其发作时,宜于鼻腔下甲介骨之前端,涂以百分之三之醋加因溶液,时有良效。亦有主张用电气烧灼,破坏该部者。如遇原因不明之本症,可常服碘化钾剂:碘化钾一·〇,鸡那酒三·〇,糖浆二〇·〇,汽水二〇〇·〇,以上一日三回,分二日服,用于食前。或用汉药:马尾藻六·〇,昆布六·〇,海带八·〇,以上一回量作煎剂服。亦有因此获效者。又本症有因经过妊娠分娩而痊愈者,亦有因之而反生月经困难者。总之,此中原理,极为深奥,以今日医学之程度,尚难完全解决此等问题也。(完)

(《现代中医》1937年5月)

谈月经及其病理

蔡日如

　　男女两性,其身体生理相同,其疾病亦大致相同,惟女子所异者,即经、

---

① 荐骨:即骶骨。

带、胎、产诸病，但主要者，即为月经。《临证指南》云："女科书首论调经，既嫁必究孕育。"故言女科者，当以调经为先，余不揣谫陋，又承本刊之不弃，谨拟"谈月经"一文，以应征本期之妇女病专号。

经，常也，是说女子经行月有常度，故谓之经。通常妇女，子宫黏膜，每二十七日一破裂，行经期三四日，每次之经量，计约七勺至一合，是为月经之常态，但身体有老幼强弱之殊，秉赋有特异之质，未可拘泥也。

古者，对月经之称谓，有月事、月信、月水、经水、癸水、天癸诸名。月事，乃女子一月之事；月信，乃一月有信，正如潮之有信也；至月水、癸水、天癸等，以天干壬癸属水，水即指经水，为至阴之象，即所泄之污浊也。

据生理学言，月经即性腺之内分泌，有新陈代谢之功能。《内经》云："冲任脉盛，月事以时下。"此月事即经水，天癸即女子珠卵，卵珠产生于卵巢，在子宫之上端（犹男子产精虫处为睾丸），经接触后，方入子宫与精虫会合而成胎，月经则按日由冲任分泌入子宫而养胎，于是经停，苟无接触，则月经即成废物，按月破裂而泄于外矣。

夫育婴者，当于经净之初，而交合之，方可得孕而有子，又有哺乳期间，而经停者，由于新产后经道暂告休止，于是血液循经脉上潮，经脉络之分泌，而变为乳汁，但间有哺乳期间，而经依然来潮者。

以上皆言月经之正常，倘反之，则为病。如血不足者，则虚寒腹痛，经事涩少而淡。亦有血不足则生热，神经兴奋异常，肢体发热，甚至崩漏血下不止；末期仍有火极似水，肿胀喘满者。病血有余，便成火症，经事超前，鼻衄错逆妄行。亦有过期而色紫黑成块作病，是为气滞血凝。夫气，亦为阻滞妇人月事之一大主因，气为血之帅，气旺则血旺，气郁则血亦郁，故调经者，当先调其气。

妇人经不调，不外气血寒热之偏，以致经事先期、后期，及其他病变，如经漏、经崩、经闭、倒经、干血诸症。颜色有或紫，或淡，或黄等。主治方药，有宜温、宜凉、宜补、宜攻。试列表以明之，作本文之结束（表1）。

表 1　月经不调之病因、病状、诊断及备用方药

病因	病状	诊　断	备　用　方　药
先期	色紫	血热而有瘀也,久之恐伤冲任而至崩	丹皮,延胡,桃仁,归尾,赤芍,焦楂,黄芩,黄连,生地等
	色红	颜色虽正但有血热	生地,赤芍,当归,川芎,黄芩,黄连等
	色淡	血虚而有热也	熟地,白芍,川芎,当归,桂心等
后期	色紫	气滞寒凝	川芎,当归,肉桂,红花,白芍,莪术,三棱,香附等
	色红	颜色虽正但有虚寒	熟地,白芍,归身,川芎,桂心,红花等
	色淡	血虚而有寒	当归,白芍,川芎,炙草,洋参,吴萸,丹皮,阿胶,半夏,麦冬,炮姜,桂心,红花等
或前或后	血少为多	气虚血少 情志不遂 脾不健运 } 悉从虚治	四物汤,逍遥丸
其他	经漏	冲任不摄	党参,白术,茯苓,茯神,炙草,生熟地,白芍,当归等
	经崩	漏久则崩 怒劳伤肝	冬术,台党,黄芪,茯神,远志,酸枣,阿胶,木香,棕炭,龙眼,乌贼等
	倒经	暴怒 血热伤络	犀角,生地黄,赤芍,丹皮,花粉,大黄,黄连,黄芩,麦冬,银花等
	经闭	肥人痰壅胞门 瘦人生育频多以致血枯污多凝滞胞门	① 二陈汤。② 八珍汤。③ 通经汤——三棱,莪术,赤芍,川芎,桂心,山甲,刘寄奴
	干血劳	忧思郁积 血热消灼而成	青蒿,鳖甲,地骨皮,银花,知母,花粉,归身,生地,麦冬等

(《现代中医》1937 年 5 月)

妇女病疗治各论

魏新绿①

魏新绿女医士,为已故名医叶古红先生的夫人。医学湛深,尤擅皮黄。

---

① 魏新绿(?—1973):南京中医叶古红之妻,旗籍,业医,善京剧老生。中华人民共和国成立后改名为魏稚青,1973 年病逝于上海。

是我们女医界的优秀分子。这篇《妇女病疗治各论》，以前虽在他刊发表过，但确有选载于此的价值。事变以来，不知新绿女士近址何在，甚愿她能够把新的和更好的作品，来供给我们。

编者附识

谈起了"女科"这个专门名词，好不响亮。在医籍中什么《妇人良方》呀！《女科正宗》呀！《要旨》呀！《女科构要》呀！《家秘》呀！分门别类，灿烂大备，一时也说不清楚。在方剂中又有什么四物汤咧！折冲饮咧！表虚六合，表实六合……应有尽有，俯拾即是。研究医学的人们，尤其研究妇科，只要随便买一部《妇人良方》，或是《女科正宗》，去按门查方，对症发药，就可成为一个女科专家了！或者还嫌这部书分门别类，检查起来，觉得有些头昏脑涨的话，索性就记好几个方子吧！四物汤、生化汤，加上了一味药，便叫做加味。风寒六合、生化六合汤、木香生化汤，加了一味附子，就叫做补肾生化汤，增了一味白术，就叫补脾生化汤吧！尽可造作由心，顺应咸宜，包管还有人会耻维你是透彻玲珑的生化汤圣呢！唉！医学有这么容易研究吗？不！医学是实验的，不是空幻的。是临床治疗的，不是凭空说理的。根据经验效方产生出一个结论来，理论无害于事实的，这是古人一种推理的原则。后人不察这理论的出发点，本末倒置的，要想从五行、五色、五味等不可究诘的空洞理论上，产生出一种方药来，转把事实抛到九霄云外去，这真是一个极大的错误。但是在古人呢，实实在在受时代的限制，莫可如何。处现代科学昌明的时代，还是抱残守缺地去蛋壳里面寻骨头，那就不但埋没了宝贵的国粹，也就辜负了先验哲经发明的苦心了！譬"调经"吧，"经"在生理上是什么会事？病理的变化又会怎？先看有效的方药应当怎样运用？要是明了生理、病理等原理。那真是左右逢源，不会做书籍的奴隶了，我且把我研究所得拉杂地写些到下面，作为一个商榷吧！

（一）调经

女子在十四岁发后，发育完全的时候，就有经血从阴道中流出，以后每隔二十八天，必行经一次，直至四十五岁左右，生活机能渐衰退，卵巢萎缩，才会休止。考经血的来源，是由于卵巢产卵作用，生殖器官充血，子宫黏膜微丝血管破裂，遂流血到子宫腔，从阴道排出。所以女子初次来月经时，就是表示生殖器官的机能已经成熟的一种表识。同时在病理方面，这种特殊定期出血的生理，由生理出血而形成病理的，例子却是很多，也可说"女科"与他科的歧异，就在这特殊生理的一点了。月经不调，或前或后，或闭止，或淋沥不已，或赤白带下，这些异型的出血，不与排卵相伴，就统是病理的现象。凭证用药，却有很显明的依据。

（二）经闭

女子每隔二十八天，卵巢必排卵一次，生理上营排卵作用，遂有经血从阴道流出，行经也就是排卵的表识。但是有些人在行经的经过中，忽然月经闭止，点滴不潮的，这个除妊娠，及早期授乳，是生理的休止而外，却是属于病理的现象。在病理闭止方面，又有虚实的分别，如萎黄病、痨瘵性疾患，大病后营养障碍，重笃的贫血病，都是间接招致闭止的重大原因。这是属于虚性的，治疗宜着眼到一个"虚"字，应用方剂，如黄芪建中汤、肾气丸等，滋补强壮剂。如因子宫，或卵巢的重笃疾患，或产后恶露不尽，瘀血停滞，或阴道闭锁，子宫分泌液缺乏，血易凝结，引起月经排泄障碍等，在这个情形之下的经闭，却是属于实性的，治疗却宜攻瘀，应用方剂，如桂枝茯苓丸、生化汤等祛瘀解凝的药品。虚性的经闭不能误用祛瘀剂，实性的经闭不能误用温补剂，虚实的意义，在临床上是很有重大价值。若一见经闭，就一味地用攻法，或者一味地用补法，这都是不明生理病理的过错。而且实性的经闭，少腹一定会疼痛硬结，按之如覆杯，有形可征，全身郁血，皮肤干燥；虚性的经闭，如面色萎黄，视力减弱，困怠羸瘦，懒于举动等，都有显明的判别。其他或者因实致虚的，虚实参半的，那么随症加减，活法在人，却没有一定的了！

方剂简说

（1）黄芪建中汤：桂枝、芍药、黄芪、胶饴、甘草、生姜、大枣。

又方为神经衰弱、贫血虚寒的主剂，以食欲不振，虚弱盗汗，及少腹疼痛，为应用标准。要是神经虽然衰弱，而有虚性兴奋的现象，或是有炎性机转,如头痛、目赤等,却不可用。因为桂枝的成分是挥发油,气味辛温,富有刺激性,黄芪能活泼神经,胶饴主成分是麦芽糖,也是辛温性的强壮药,甘草、芍药、大枣,能缓和直腹肌紧张。月经停闭,无非是气血两虚,此方滋补气血,气血足,经血自为恢复生理的常态。此方去黄芪,就是小建中汤,主治虚寒腹痛;小建中汤加当归,就是当归建中汤,治小建中汤证而有血虚发热的见证;要是失血过多,当归建中汤方内加地黄、阿胶。

(2) 肾气丸:地黄、萸肉、山药、泽泻、茯苓、丹皮、桂枝、附子。

此方为黄芪建中汤重一等的症候而用,以下焦虚寒、少腹不仁、腰痛为应用目的。前人所说的"补火之原,以消阴翳","火"字,却含有兴奋的意义,地黄、萸肉、山药,是湿润性具有缓和神经的健胃补血药,桂枝、附子,整调血行,兴奋全体生活机能,茯苓、泽泻、丹皮等利小便,神经血液,双方兼顾,而尤以着重下部,金匮肾气丸的意义,也就值得注意的了。

(3) 桂枝茯苓丸:说详"胎前产后"。

(4) 生化汤:当归、川芎、桃仁、甘草、干姜。

当归、川芎能兴奋子宫,合干姜疏导瘀血,桃仁消炎解凝。产后恶露不下,郁滞子宫为病,或平常月经排泄障碍,而有虚弱之候的,都可应用。

(三) 崩漏

行经是排卵的一种作用,卵巢的成熟,须得经过二十八天的时间,要是没有准确性,或前或后,来时淋沥不已,无间歇,同时而有其他病理的象征,那就毫无疑似的,可以断定是子宫或卵巢发生疾患了,子宫癌,或筋痉、子宫内膜炎、黏膜肿疡、纤维筋肿等种种增生性疾患,经过相当时间酝酿,溃破崩漏,出血很多,往往引起重笃的贫血症,患部因生理机能的贫血衰弱,益加无法愈合,就形成慢性崩漏的症状。在病的进行期间,治疗的方剂:应当清热,黄芩汤、四物芩连汤之类;在病的退行期间,须得温经、胶艾汤、温经汤等。病前属热,病久属寒,但是寒热的界限,也没有什么绝对的分别,而且这局部病患,仅有上热下寒的,或系下热上寒的,寒热错杂,真是很不容易判别的呢!

方剂简说

（1）黄芩汤：黄芩、甘草、芍药、大枣。

上方本来是下痢腹痛的主剂，黄芩消炎，芍药能麻痹痉挛疼痛的神经，甘草、大枣缓和组织拘急紧张。如女子经水淋漓不断，时有腹痛，对症施用，往往有很好的效果。

（2）四物芩连汤：当归、芍药、川芎、地黄、黄芩、黄连。

上方为崩漏较久而有虚热之候的适应方，当归、地黄、川芎生血行血，芍药缓和紧张，芩连消炎。减退充血，热甚血滞的，须合集肠痈汤。肠痈汤是薏苡仁、冬瓜子、牡丹皮、桃仁。

（3）胶艾汤：地黄、川芎、阿胶、甘草、艾叶、当归、芍药。

上方阿胶能增加血液的凝固性，艾叶能疏导郁血，漏下胞阻，都可用作温摄止血药。

（4）温经汤：吴茱萸、当归、川芎、芍药、人参、桂枝、阿胶、牡丹皮、生姜、甘草、半夏、麦冬。

上方吴茱萸、半夏、生姜暖胃止呕逆，人参、麦冬为滋养健胃剂，当归、川芎、桂枝、阿胶生血行血，芍药、甘草、丹皮缓和消炎，如胞门虚寒：腰冷腹痛、月水不调，兼有呕吐的，是此方的适应证。

结论

末了还有几句话，从前《妇人良方》《女科正宗》《女科撮要》等书，在当时著书的，自然有一种特异的见解，在他治病的成绩，自然也是迈出平常的一个，所以凭自己的经验，作出一部书来为后人的依据，这是很好的一种表现。所以我们读古人的书籍，应当具一种超乎象外的态度，着眼在古人用药的经验上，理论因为大多数被阴阳五行支配得虚无缥缈，绝对不能一味地妄从！生化汤、四物汤都是配合很好的方剂，可惜古人的经验，大多数保存到金木水火土的五行万丈深潭里面去了，因此我不得不崇仰医圣张仲景先师著的《伤寒》《金匮》那两部书了，因为这两部书的内容，把病理、医理、药理、经过、转踏很忠实地记载在上面，医圣所以为医圣，也就在这一点了！（完）

（节选自《国医砥柱月刊》1939 年 4 月）

妇女经病与卫生

蔡香荪[①]

夫经者,常也,整常谓之平人,反常乃为病征,故其一月一行,是谓之月经。若参差不调,或愆无定期,即属反常形态,又为诸病之开端矣。以外有六气之伤形,内有七情之耗真,以及饥饱劳役,闪挫跌仆等,皆足以诱起诸般经病,而波及健康精神也。

致病之源,虽不外乎内伤外感,然其虚实之中,颇有异同,抑且同中有异,异中有变。所谓同者,即病态上之类同,例如触受外感,俱皆发热头痛,可用发汗之剂,散其风寒是也。所谓异者,即生理上之特异,例如每次月经来潮,辄必发热头痛,则宜调和气血,不当发汗是也。所谓变者,即治疗上之变更,例如发热头痛,同一病状,而前者宜散,后者宜和是也。

盖妇女经病,有标有本,或由标证而诱起本病者,或系本证而兼挟标病者。标本之间,虚实攸分。虚以实治,谓之虚虚,实以虚治,谓之实实。古云,至虚有盛候,大实有羸状。毫厘千里,祸不旋踵。

矧妇女体质,肝为先天,肝称刚藏,善行速变,而其性情,善怀易郁。郁则气滞,滞则血凝,气血不调,脏腑不和,辄致发生月经反常之病患者,比比皆然。是欲治其病,必先调其经,欲调其经,首先调其气。《内经》所谓欲伏其所主,必先其所因也,以气主煦之,血主濡之,无形之气,能生有形之血,气为血帅,血随气行耳。

举凡虚而寒者,治以温补;实而热者,治以清降;瘀而滞者,化之行之;郁而结者,宣之运之;挟有外感者,先宜疏散以理标;纯由内伤者,则宜调养以固本。此皆为应付治疗上之大要。他如经前腹痛为实,经后腹痛为虚,暴崩多实,久漏多虚,上逆者多实,下陷者多虚。能于虚实寒热之中,再辨标本缓

---

① 蔡香荪(1888—1943):名章,字耀璋,蔡小香之子,上海市蔡氏妇科第六代传人。曾肄业于同济大学第一期,秉承祖业,学贯中西,蜚声沪上。曾任上海市国医公会委员、上海中国医学院副院长等职。蔡香荪医术高明,一生行善,不仅是一名妇孺皆知的名医,更是一位爱国爱民的抗战志士。早年参加孙中山同盟会。曾创办江湾救火会,筹办难民收容所。

急,适其所宜,而施以治。经病虽多且紧,奚有不治之症耶。

惟妇女之辈,惟多隐曲,对于月经病患,往往讳莫如深,以不佞数十年来之经验所得,多数悉由其未谙卫生所致。要知既病而求治服药于后,不若未病而注重卫生于先。卫生之道,不啻为抗御月经发生病态之堡垒,爰将行经期中之卫生六则,分述于下,即在病中,尤当遵守,以助药治之不速,愿勿目为轻渺而忽之。

(1)重清洁。每日须以温水净洗数次,洗后用柔软之布帛拭干之,再以月经带,带用消毒之纱布,敷以棉花,以资吸收排泄之恶露,故宜时时调换,勿用草纸等类糙硬之物质,以防膣口受伤,亦勿沐浴,以防血行加速,及免外界不洁之物侵入阴道,而致发炎症。

(2)宜镇静。切勿妄为剧烈行动,即快步疾趋,亦所当戒,故跳高、打球、长途旅行等,务须一概避去,仅可缓行散步与轻易之动作。

(3)慎起居。勿奔波于风雨之中,即在家庭间,亦须注意天时之寒暄。夏则不可汗出当风,冬则不可围炉取暖,晨起不妨稍晏,夜寐不可太迟,加长睡眠时间,以休养血脉。

(4)忌饮食。食物宜取清淡,而易消化,并取含有滋养性者为尤宜。如辛辣、煎煿、生冷、酸冷,以及含有闭气作用者,俱在戒例。

(5)逸神志。凡郁怒忧恐之气,多有妨害血液之循环,在行经期中,切不可犯,务须悦情逸性,以调精志。凡月经愆期、腹痛、胸闷、嗳气、呕恶等,多由忧思伤脾,郁怒伤肝所致。

(6)戒房事。月经来潮乃系子宫黏膜出血,外界异物菌类极易侵占,而引起发炎症,实为不妊原因之一。在行经未净期中,切宜戒之。

(《中国医学》1941年1月)

《金匮》妇人病之探讨

高鉴如[①]

《金匮》本文云,妇人之病,因虚积冷结气,为诸经水断绝。盖妇人病之所

---

① 高鉴如(生卒年不详):1940年毕业于新中国医学院,为《中国女医》(1941)编辑之一。

以异于男子者，不外经、带、胎、产四大症，而月经之不调，尤为疾病蜂起之最大原因。至月经不调之因，又有多端，有由于经期生产脱血之后，身体虚弱，而月经不利者，所谓因虚是也；有由于受冷或多食冷饭、冷菜、生菜、生瓜等而月经不利者，所谓积冷是也；有由于事不遂意、肝气郁结而月经不利者，所谓结气是也。然此三因，必由日积月累，结于胞门，经络受伤，血液凝坚而成。在上者，症现呕吐涎沫，久则寒郁化热，而变肺痈，肌肉消瘦；在中者，症现腹痛或胁痛，而内连肝脏，脉数而肌若鱼麟；在下者，症现经疾不匀，少腹恶寒，腰膝疼烦。凡此皆由经带不调而来，当以药剂治之，否则久必肌肉羸瘦，脉象虚弱，成为痨症。然其病变虽多，而医者不外辨其脉之阴阳、虚实、紧弦，以为用药之标准耳，兹将经带之病原症状，与治疗方法，据《金匮》所论，略述于下。夫经带之病原，有寒热虚实之不同，其见症与治法，因亦各异，有由于曾经半产，或非因半产，而每月经期不调者，少腹均蓄积瘀血，致年已五十，任脉虚，太冲脉衰，天癸竭，地道不通之时而及经行数十日不止，暮即发热，少腹里急，手掌烦热，唇口干燥者，治之当以温经汤，养血温经，便瘀血行，而新血自生。亦有血瘀日久，结成血块，坚硬成癖时，为湿热所腐，而下白物者，治宜先去其湿热，如矾石丸辈。有由于血分实热，而致带下经水不利，少腹满痛，经一月再见者，治宜以土瓜根散，清血热而攻其实。有由于血虚而致半产漏下，寸口脉弦而大者，不可遽补其血，宜先以旋覆花汤顺下而导之，解其郁聚，即所以补也。有由于血寒凝结，致陷经漏下者，宜以胶姜汤补血温寒。有由于水挟血并结于血室，而致少腹肠如敦状，小便微难而不渴者，宜以大黄甘遂汤攻其血与水，而以阿胶安养，以为拮抗作用，至所谓妇人经水不利下，抵当汤主之者，必须审其脉症俱实，斯可用，若用于血枯之经水不下，则犯虚虚之忌。要之，治病之法，寒者温之，热者凉之，虚者补之，实者攻之，经带亦何能例外，只需认症确切，病无不愈。近世治妇人杂病咸主逍遥四物，其意盖亦以妇人之病，多由月经不调而来，故用归、芍、地、芎以养血，而肝脏血，血随气行，故用逍遥以疏肝理气。以上所述，不过为妇人病之大概，他如外感诸病，其症治亦无异于男子也。

（《国医砥柱月刊》1941 年 7 月）

《妇科指南》评注[①]

汪浩权[②]

此书为余家藏抄本也,年代久远已失原书本名,"指南"系出自杜撰者,余喜其切合实用,叙症简明故特表而出之,间加按语,以便阅览于妇科临床医家,或亦不无小补云尔。

浩权附按

妇人总论

乾道成男,坤道成女,故男为阳而女为阴也。气属乎阳,血属乎阴,故男多气而女多血也。阳轻清,阴重浊,故气无形而血有形也。气惟无形,故充满于中而不露;血惟有形,故流溢于外而可见也。然是血也,以其初而言,即先天真一之水也。女子十四而天癸至,则源泉之通自此始(天癸指卵巢之机能,业已成熟,酿成卵子而言,此时发生周期的子宫出血,名为月经,故曰源泉已通也)。若往来有信,如潮汐之不愆其期(通常隔二十八日一至),然后血脉调匀,而病无由生,一失其期,便能作疾。而生育之机,亦因以窒矣。

月经至期不至,即为病态,可以影响生育,故治女病者,以调经为先,而善调经者,以顺气为主,气顺则经自调,经调则常足矣(女子十九善郁,故多七情病,此种心理失常,殊能影响病理,而顺气之药,能舒畅神经,调整血行)。是以月事既止,新血即生,一交媾之间,而胚胚即结,血少精多,则精裹血而成男,血多精少,则血裹精而成女(男女构合,则男子之精虫射入子宫,与卵珠混合,为发育而成胎儿,成男成女之理,由于精虫雌雄之故,非关精血多少也)。欲得子者,于月事既止之后,三日之内,新血始生,而气犹清,交感而成胎者,必男也;三日之外,新血渐多,而气已浊,交感而成胎者,必女也。

---

① 原标题为"妇科指南",《妇科指南》为汪浩权家藏抄本,间有按语,为求文体统一,据文义将作者姓名后"评注"二字上移至标题。

② 汪浩权:后改名为汪慎之。早年曾师从丁济万、章次公等名医。《华西医药杂志》编委之一。曾主编《中国医药论文选》《药物学》。

其有交感于一日之内,而亦生女者,必其平素血气太盛,而其来不清也;其有交感于三日之外,而亦生男者,必其平素血气不盛,而其来不浊故也(此论太偏理想)。其有血气未尝不足,而月事又调,宜乎成胎也,而亦不生育者,是必男子精气不调,或精寒不相交结故也,非女子之病也;其有男子精气素充而无子者,是必女子子宫之寒,不能摄气故也,非男子之病也(此论极是,古人以女子不孕,往往责之妇人,其实男女不论何方,其有生理缺陷,病理变态,或纵欲过度,均能造成不妊症)。女子尺脉常盛,诊其脉若沉细而迟,如无所动(虚、衰弱、贫血),则子宫之寒可知矣,其有子宫不寒而无子者,必其气不足,或痰有余故也。然何以知其气之不足,痰之有余哉,亦视其形之肥瘦而已矣。盖瘦人多血虚,血虚则不能凝精;肥人多湿痰,湿痰流注于下焦,则痰与血混淆,而化气不清,故亦不能凝精也(肥脂肪过多,亦能影响生育,常见肥人都少子息)。

其有瘦人肥人,而亦有子者何也?盖瘦人多血虚,道其常也,若月事既调,而无内热之症,则血常滋润而不枯,是以能生育也。肥人多湿痰,亦道其常也,然或肌肉不甚浮,面色不甚白,饮食无厚味,则湿痰亦少,而气血犹清,是以能生育也。

由是观之,则女子之血,实所以宰生化之机也。方其未成胎也,则此血周流而不息,以期而至,及其既成胎也,则此血荣养于内,以护其胎(此段言女子对于血液之重要)。

今妇人初有妊,即头眩、恶心或发呕吐,多厌饮食,或常思酸者,乃是厥阴肝经养胎也(此即恶阻,乃受胎之后血液壅护胎儿而不下行以行经,以缴子宫收缩,致反射于胃神经而起呕吐)。肝生风故头眩,肝有余故恶心呕吐,肝胜脾故多厌饮食,肝喜酸故常思酸也,过此则诸经轮此而养胎。

其七八月之间,两足浮肿者,足太阴脾经养胎也。脾主四肢,故两足浮肿也(孕妇之营养,须维持胎儿,故维生素B独缺,缺少维生素B而两足净肿,按古人所谓脾之系指小肠吸收作用,其病理如吸收障碍或且渗出,液体停潴于组织皮下而发生浮肿)。两手不浮肿,而独见于两足者何也?盖脾本足之阴经,况此时胎气已坠下,故独见于两足也,每一月则一经养之,十月则十经养之，十月满足而产焉。

其余二经，则又养于既产之后，而化血为乳汁矣，是汁即血也，而其色白者何也？盖胸前部位，属手太阴肺经，肺乃西方庚辛金也，金色本白，血从阴分而来，故变赤而为白也（此说太空洞，偏于理想）。凡血去多，则令人虚，今乳汁既为血，似不宜去多也，然其来也恒有余，其出也亦无尽，足以厌饫①小儿，而其母不觉其虚者何也？盖人身之血，皆资饮食以生者也，饮食入胃，游溢精气，上输于肺，从肺之部位而出，故成乳汁。妇人既产，而饮食倍于常日，正以既产之后，又属足阳明胃经养之，乳傍属阳明，故乳汁多受于此处，胃能化饮食，饮食能生血，饮食既足则血亦足，血既足，则其化为乳汁，自无穷尽，何至令人虚乎（此论极切当）？甘属胃，故乳汁亦甘，白属肺，故乳汁亦白，故知既产之后，乃肺胃二经养之也（《内经》之五色五味，入脏入腑之语，均属空洞抽象之名词，读者不可信也）。

小儿二三岁间，其母复有娠，儿饮魃乳②，即黄瘦泄泻者，以乳汁味酸，正足厥阴肝经养胎之日，肝能克脾，故儿饮之即泻也（乳母怀娠，其营养之物质须维持胎儿，不足供乳汁之分泌，此种生理之变态，足以影响乳儿之营养，故乳儿虽吮乳，黄瘦泄泻作矣）。当此之时，肺金失令，胃土无权，则所以滋养乎血者，已无所藉，几何而不为儿之病哉，此特备胎前产后之事，而原其本于血，归其功于十二经耳！若夫胎前产后之症，又各具于诸症条下（未完）。

（《国医砥柱月刊》1942 年 10 月）

（一）经闭

女人以血为主者也，使其经血调和，往来有准，应水道潮泛之期，旧血既尽，新血复生，令造化盈亏之数，则周身百脉，融液而和畅矣，何病之有（此论妇女月经正常，则无疾病）？倘一闭焉，则新血滞而不流，旧血凝而日积，犹支河之水，壅塞不通，变为浑浊臭秽，其理一而已矣，几何而不为病者（经闭者，月经停止来潮之谓也。妊娠及授乳期之无月经，为生理之自然现象。大

---

① 厌饫：满足。

② 魃（bá）乳：《幼幼集成》"儿将周岁，母复有娠，儿饮其乳，谓之魃乳"。因为"母既妊娠，精华下荫，冲任之脉，不能上行，气则壅而为热，血则郁而为毒"。

概可分二种，一为原发性，指成年女子，而来尝有月经是也；一为续发性，此因种种病因，而使其停潮是也。此均病态也）！所谓血癖、血风，与夫热入血室之症，凡妇人病热，与经行相值，因生理与病理的冲突，致行经与伤寒之病型，均取异常经过，或行经与病型两者之一取异常经过者，均谓热入血室，为伤寒经过中因血行变调而发生的一种症候。此症候多见于妇人，多自此始，然要其闭之由，必有所因，或月经将临之时，适感暴怒，肝气一发，血随气升而不下，亦能闭经（此非绝对病原，因暴怒而精神激动，神经受刺激，则不能调节血行，以致血行失其常态，此即《内经》所谓有不得隐曲为女子不月是也）。或月事适至之时，因渴饮水，并食生冷之物，及生水中洗浴，寒气入内，血即凝滞，亦能令人经闭也（所亦受外界物理的刺激而成）。或因堕胎多产而伤其血（大脱血贫血，而无月经以供应来潮也）。或因患潮热而销其血（发热亦能使经行停止）。或因久发盗汗而耗其血（肺结核之患者，往往无月经）。或因脾胃不和，饮食减少而不能生血（胃肠衰弱，营养障碍者而无月经者，亦结核症之一种）。凡此之类，能令人闭经（综合以上所论，言月经闭止有种种原因也）。其有肥白妇人，月事不通，必是湿痰与脂膜，壅滞之故也（脂肪过多之肥妇，亦有月事不行者，昔张子和尝用吐法，朱丹溪主用导痰汤）。

（二）入药例

（1）因感暴怒而经闭者，宜君之以青皮（理气解郁）佐之以官桂、木香、香附（凡芳香药均能理气解郁，即兴奋神经，活泼血行是也）、赤芍、当归梢、红花、山楂、桃仁、牛膝、蓬术、苏木之类（此类药有强壮作用，能增加血液，以促进生理的新陈代谢作用），好酒煎服。

（2）因食冷物而经闭者，宜君之以官桂（温通）佐之干姜、木香、厚朴、香附、山楂、红花、桃仁、牛膝、当归梢之类，好酒煎服。

（3）因饮冷水而经闭者，宜君之以附子，佐之以官桂、木香、厚朴、香附，如前之药。

（4）因堕胎多产而伤其血，及久患潮热而潮其血者，不可用行血之剂，宜以四物汤为主，佐以木香、香附、厚朴、甘草之类，以兼调其气，久而自通矣

（所谓气调则血自行是也，深得原因疗法之旨）。

（5）因肠胃不和，饮食减少，而不能生血者，亦不可用行血之剂，以白术、人参、茯苓、枳实、木香（此类药皆能健胃，以促进消化）、香附、甘草之类，以调其胃，同四物汤煎服，亦将久而自通矣。

（6）肥白妇人经闭者，宜以枳壳为君，佐以苍术（除湿增进脾之吸收作用）、半夏、陈皮、香附、乌药、厚朴、桃仁之类，煎服则湿痰去，而脂膜开，其经自通矣。（待续）

（《国医砥柱月刊》1944 年 7 月）

实 用 妇 科 学

盛心如①

盛心如先生为中医界有数之作者，对宣扬医学文化，不遗余力，前《光华医药杂志》之能风全国，即其明证。先生历任医校教授，于妇科、方剂等学科为最受学子爱戴，其所著实用方剂学早已风行海内。此篇从未在他刊发表，兹蒙先生将原稿送交本刊按期披露，靡足珍贵，想亦为读者所欢迎者也。（编者）

一、绪言

女科之病，异于男子者，不外经、带、胎、产而已。昔扁鹊过邯郸，为带下医，此则为女科之始。仲圣列妇人诸病于杂病之后，而三十六病亦皆归纳于带下。至《巢氏病源》，立论渐精，真人《千金》，列诸开端，敏则为专科之所自昉也。唐白敏中仿《昝殷备要验方》二百七十八首，而为《产宝》。宋郭稽中，补濮阳李师圣《产论》二十一篇，斯为最著。其最为精备者，当推王宇泰之《女科准绳》，武叔卿之《济阴纲目》。其他如万氏竹林、周氏、傅氏等女科专

---

① 盛心如（1897—1954）：字守恩，别号兰陵酒徒，江苏武进（今属江苏常州）人，名医薛文元之徒。从事中医教育约二十年，曾任中国医学院方剂学教师，兼任教务长。并在中国国医大学、上海国医专修馆、新中国医学院等校任教。行医三十余载，医术精湛，擅长治疗妇科及内科疑难杂症，主编《光华医药杂志》。

书,皆当类列参考。东垣、河间、丹溪、景岳、立斋,无择诸先贤,其立说各有精义,类多散见于其著作之中,以及近世妇人科生理诸学说,并当补习研究者也。总之,女科诸病,能了得冲任督带之源,握其寒热虚实之纲,虽曰难疗,探其源溯其流,絜其纲以理其绪,则亦何难之有哉。

二、经脉篇

(一) 经脉之本源

《内经》云:"女子二七而天癸至,任脉通,太冲脉盛,月事以时下,故有子。"又曰:"男子二八而肾气盛,天癸至,精气溢泻,阴阳和,故能有子。"由是观之,男女皆有天癸,可见今人称月事为天癸者之非矣。按天癸之名,在中医以肾为先天之藏,癸属水之代名词,夫所为天癸云者,为先天肾间动气所化之水,在现代医学上所谓内分泌荷尔蒙,其实乃肾脏中所排泄之一种黏液,重生理发育至相当时期,排泄于胞宫与精室之中,所以营养卵子与精虫,而为生殖之准备。惟女子主血,当天癸至胞中时,而循环系之血液,亦同时由冲任二脉下注于胞,与天癸相合,如潮汐之应月而抛弃于体外,一则为生理上新陈代谢自然之机能,一则为两性交感间受胎作用之准备。在男子主气,当天癸至于精室之时,而参之血液随气化而为精汁,藏于丹田命门之中,应荣卫之一周,每日一举而不浅,必须精气溢泻,阴阳和,乃能有子。女子七七天癸竭,男子八八天癸尽,皆形怀而无子。由是以观,所谓月事者,乃天癸与血液之混合物,此则来潮前后,皆有水液可验也,若指天癸为月经,可知其非矣。所谓经者,血脉经常之路也。水者,天癸也。月经月信者,每月一至,有信而不愆其期也。盖水动于肾,由督脉而下注于胞中,任主胞,脉起于胞中,而上通于心。冲为血海,亦起于胞中,而上隶于阳明。血脉之源,无非水谷之精气所化也。然则经脉之本源,盖由肾间先天所化之动气,与脾胃后天水谷精气,得先后两天,则经脉之本源寻得矣(又按中医之所谓坎离既济,即指任脉与癸水相合,戊癸合化,即指任血与癸水相合,此实中医医术上之术语也)。

(二) 述月经之生理

欲明行经之生理,必先了解子宫之构造,然后对其定期变动,以至于准期出血,方能有深刻之认识。按子宫之地位,实居女性生殖器系中最主要之一端,有腹膜为包覆,一面则贯通,与外界开通阴道。此一藏器,在生理上分为两部,一称子宫体,一称子宫颈,体部通上肢,两角通过两条输卵管,颈部居于下,颇狭小,其通阴道处,有子宫门以为界限。

子宫体之构造,由于三层体素,而组织外层为浆膜,中层为平滑肌肉,内层为黏膜。肌肉层甚厚,其有强大之收绪力,黏膜有毡毛及管状液体。子宫颈之构造,恰与子宫体相似,只是肌肉层不甚发达耳。子宫门亦称喇叭管,所有表膜,为柱形而无毡毛。虽然仅只是知道子宫之构造,仍不能了解生理上的化育真义也,故欲求深刻之解剖,当以明了卵巢之究竟,实成为极急迫之需要。

夫男子雌雄之所以分析,莫不由于性腺以为作用。男的性腺,在于体外,以阳囊覆被,共具两枚,即共知之睾丸是也,为构成胎之原始物,精细胞俗称精虫所由生。

女的性腺,则在腹腔以内,位于肾脏之下,同样亦具两枚,名卵巢,化育精虫,而构成生殖基底卵细胞,俗称卵子,实以此为出发点。

既以清悉卵巢于女性生殖上之地位,当更进求卵巢与子宫定期变更之关系,换言之,亦即衍绎月经所以与胎孕之干涉问题耳。

复按胎孕之构成,乃系男子精虫,凑合女子卵子之后果也,惟是两性交接,未必次次能完成此项工作,而期待会合精虫之卵子,基于新陈代谢之原则,实有长处。卵巢或输卵管或子宫之理由,新卵子生生不息,各发挥其能,终则必游离而出脱。因此成熟女子,一至春情期,开始进展时候,卵巢因排卵而有“卵巢定期变更”,同时则亦连合而有“子宫定期变更”。所谓子宫定期变更者,其显著表征,即行经是也,兹请先将子宫变更之精密解剖,一加研究,基于上述理论,可知月经实为子宫变更之象征,而子宫变更者,原于卵巢定期变更之牢制,一系承重,殊极分明。

学者探讨子宫变更,与月经放血之程序,证明其为有一定之轮回。大约发育完全的妇人,每月必行经一次,按诸康健妇女正轨之月经,自来经之后,子宫循生理上自然机能,约分四个段落,进行其定期变更一次,循环往复,周而复始,四个段落之轮转,大致为二十八日之经过,故月经为一月一见也。

一来经期:约四日,期内因子宫血管破裂,黏膜崩解,故月经自子宫颈喇叭管流入阴道,即放出。

二复生期:约七日,衔接经尽之后期,内子宫黏膜细胞,自然起修补作用,使一切破坏重行建设完整,直达正常为止。

三休息期:约连两星期,盖子宫内一切已恢复正常,至斯乃静正休息也。

四生长期:约五天,子宫经休息期内,兹长一切发展,自极迅速,黏膜终且连十分紧胀限度,同时微血管亦充积血瘀,两者均因扩胀至极端,必须出路,于是自然进入来经期之历程。

(《国医砥柱月刊》1943 年 7 月)

(三) 论月经之异常

女子之经水,三旬一行,此其常也,或先或后,或痛或塞,则为病也。其有禀赋之异者,两月一行,谓之"并月";三月一行,谓之"居经";一年一至,谓之"避年";一生不至而能孕者,谓之"暗经"。有受孕之后,月月行经,而产子者,时谓"胎盛",俗名"垢胎",又俗名之"鼠胎",但所见仅如银圆大小之一毡,多则是病。有受胎数月,血忽大下,而胎不坠者,是谓"漏胎"(即《金匮》素有衃血之故)。亦有数年不行,而一行即受娠者,此皆以妄为常者。陈修园谓此等妇人,性情多乖僻,盖为失信之故,语颇近情,而在事实亦有可证者。然并月与居经,必须气血充盛,体无病态,而脉候调和。其至也,无或先或后,或多或少之殊,方足言体质之异。故傅青主以按季行经,为有仙骨,因误服药剂,而反致不调者,服助仙丹(茯苓、白术、陈皮、白芍、菟丝、山药、甘草、杜仲),则又因其异而称之矣,而《脉经》所述之居经,则又属于病态,今附录于下,以资研究。

师云:脉微,气血俱虚,年少者,亡血也,乳子下利为可,否则为居经,三月一来。

寸口脉微而涩,微则卫气不足,涩则血气无余,卫不足,其息短,其形燥,血不足,其形逆,营卫俱虚,言语谬误,趺阳脉浮而涩,浮则卫气虚,虚则气短咽燥而口苦,胃气涩则失液,少阴脉微而迟,微则无精,迟则阴中寒,涩则血不来,此为居经,三月一来。问曰:妇人妊娠三月,师脉之,言此妇人非躯(即受孕之谓也),今月经当下,其脉何类,何以别之?师曰:寸口脉浮而大,营反弱,浮大则气强,少孤阳独哮,反弱则血,阴不能吸,二气不停,卫降营竭,积阳为聚热,阴为寒,阳盛不润,经脉不足,阴虚阳旺,故令少血,时发洒淅,咽燥汗出,或溲稠数,多唾涎沫,此令重虚,津液漏泄,故知非躯,月禀一经,三月一来,阴盛则泻,名曰居经。

按第一条所言者,乃六脉俱微,除非乳子下利,为应见之脉,盖乳与月经,皆为水谷之精气所化,亦因脾胃之受伤也,否则,当属年少亡血,此言居经为之病态。第二条分为二层而言,右寸候肺属气,左寸候心属血,肺生卫,心生营,脉来微涩,则气血营卫俱虚,此则经脉必须三月一来,但较之于六脉俱微,则又有轻重之别,此亦言居经之为病态也。第二层趺阳脉属阳明,为水谷之海,少阴脉属肾,为先天之本,脉来浮涩微迟,可见气虚失液,清亡宫寒,此亦言居经为病态也(古脉法为遍诊法,今可候于右关尺二部)。第三条经事三月不行,寸脉浮大(《脉诀》有右大为女之说),在医者辄断其有孕矣,不知右寸浮大,而左寸反弱不应指,此则阳独旺而阴独虚,气强血少,显为气血不和之象。阳盛气旺则发热,阴虚而阳往促之则恶寒,虽妊娠亦往往有微寒微热之见证,而见此脉象,则不能断为有躯矣。且寒出唾液,则为液漏于上,小溲稠数(即带下白淫之类),则为精泄于下,故必须阴盛(言血也)则泻,此言似胎非胎之居经也。(未完)

（《国医砥柱月刊》1943 年 10 月 15 日）

①以上所述,虽属居经之病理,而经水之本源,调经之大法,亦显然可见。凡气血两虚,营卫两虚,脾肾虚寒,此言虚与寒为经候之病也,而似胎非胎之一条,则又虚实夹杂,阳盛热实,阴虚血少,而为经候之病也。气血之虚者,八珍、十全之类;营卫两虚者,益气养营之类;脾肾虚寒者,温经汤之类甚宜,佐以桂、附、艾茸;阳实阴虚者,则宜四物加知、柏、芩、连以养血清热。虽

---

① 原文前有"(三)论月经之异常(续)",据上下文删。

総论篇 | 61

寥寥数言,而寒热虚实之大法,已寓其中矣。由是可知古人举例之精巧,无不可以隅一反三也。

(四) 论月经之原因

女科以调经为首务,经事不调,不特于生育有关,而百病丛生,身体之健康亦系矣。所由不调,必有其因。仲圣之言曰:千般疢难,不越三条,女科月经之病因,亦何莫不然。一年四季,居处之卫生有道,则六淫外邪不足为病之媒介,情志饮食和养之调摄得宜,则七情内伤亦莫由为病之缘起。在于男女居室,人之大欲存矣,交合之节制有方,更无从为病之起源,斯则历来所称为内外与不内外之三因也。《内经》云:天地温和则经水安静,大寒天冻则经水凝滞,天暑地热则经水沸溢,卒风暴起则经水波涌而陇起。人在气交之中,当经行之前后,惟其居处不慎,卫生不宜,于是六淫之邪,乘隙而入于胞中,遂致冲任损伤,此则不调之病因一也。《内经》云:百病皆生于气。谚语云:病从口入。惟其七情之发也,不中于节饮食之进也,蜜温不调,于是九气扰于血脉之中。气为血之帅,气不流畅,又焉能责血之调和,此则不调之病因二也。诸氏以男女天癸既至,逾十年无男子合,及未逾十年思男子合,皆令不调,病多枯沥,产众血枯,亦其一因。至于未及发育而行人道,经正行时正遘交媾,或强弱以相凌,或医药之谬误,凡此诸端,皆属于不内外者,此则不调之病因三也。(钱今阳[①]校)

(《国医砥柱月刊》1943 年 12 月)

【本章按语】┈┈

总论部分选取了民国期刊中关于月经病的相关理论探讨文章,总计 21 篇。文章中,有关于妇科病调经之重要性的论述。有对月经生理病理、法、方、药的系统梳理,如秦伯未《妇女月经病讲义》,吴香圃《妇科条解》,汪浩权评注《妇科指南》等。关于月经生理、病理的论述,如蔡日如《谈月经及其病

---

① 钱今阳(1915—1989):江苏武进(今属江苏常州)人。出身世医之家,自幼随其父同增和其叔父同高学医,20 岁开始行医,擅长儿科及湿温时症。曾与医界前辈沈润痒等创立武进国医学会,历任第一至第四届常务理事兼总务组主任,与马之放、万仲衡创立武进国医讲习所,被聘为董事兼总务主任,后将讲习所改为专科学校并被推为常务校董兼教务长。

理》，谢瑜《谈谈妇女之普遍病》，严襄平《试述月经之生理》。有对于病名的解释，如经阻与闭经、天癸病与经水病之区别。有关于月经病病因、病机的认识，如山阴儒医周越铭认为月经病多与脾胃相关，不可过用辛温香燥之品；米焕章认为陈修园治疗妇人月经病专主脾胃。有天癸的产生及其作用的探讨，如竹芷熙《天癸辨》。有关于根据经期、经色、经量之异常及伴随症状进行详细辨证治疗的学术经验，如周越铭关于月经量少的辨证治疗，认为月经量少伴月经先期则属于子宫有热，伴后期则宫寒，若量少伴有腹痛，按之加剧，则为有瘀，若痛按之缓则为血虚。又如王慎轩认为经色淡需辨证是血虚、气虚、虚寒、湿热、痰湿、气滞等；经色深需要辨别是实热、虚热、风热、湿热、瘀血等。有关于重视妇女月经病调摄之重要性，如江湾蔡氏妇科蔡香荪认为，月经病一方面要药物治疗；另一方面要注重自我调摄之重要性。有关于经典的论述，如对于《金匮》妇人病的探讨；另外，民国时期西医传入中国，中医医家在保持中医特色的同时，积极学习西医知识，开始逐步了解女性内生殖器官以及生理、病理变化等，如吴兴、唐吉父关于妇女内、外生殖器的解剖、生理变化之探讨，胡九功《科学的月经论》等。限于当时医学发展水平，有些认识不够深入，但是在当时已经是属于比较前沿的认识了。

各论篇

闭　经

答余姚北乡沈孝荣君问女病治法

姚寿氏

令爱体质薄弱，更多疾病，阴血受伤已非一日，血海枯涩，泛水经年不转，且女子善怀，每多抑郁，肝郁生火，木火不戢，入暮寒热，左胁引腹作痛，金受木刑，间有咳嗽，疏泄太过，小便短数，昼夜不绝。总之肝阴不足，肝火冲动，法当解肝郁，养肝阴，兼调理其经水，当否？候政。

丸方：乌贼骨四两，蘑茹一两，水泛丸每日早晨服三钱，酒送下或米汤送下，每日更服煎剂一帖。

煎剂：全当归三钱，鳖血柴胡[①]二钱，小青皮一钱，川贝母一钱，杭白芍五钱，生左牡蛎三钱，淡条芩一钱，瓜蒌实二钱，炙甘草二钱，生晒术钱五，剖麦冬三钱，薄荷八分。服六剂后再商治法。

（《绍兴医药学报星期增刊》1920 年 12 月）

答翼云女士问停经治法

前　人

现在证：禀赋不足真，形体尚丰人，杏林动肝怒，食谷厌馐珍。胸胁兼

---

① 　鳖血柴胡：柴胡炮制方法之一，取净柴胡片，加入定量洁净的新鲜鳖血及适量冷开水拌匀，闷润至鳖血被吸尽，置炒制容器内，用文火加热，炒干，取出晾凉。柴胡味辛、苦，性微寒，具有疏散退热、疏肝解郁，升举阳气的功能。鳖血柴胡能填阴滋血，抑制柴胡浮阳之性，增强清肝退热的功效。

腹痛，头晕更眩频，四肢肢倦怠，两月月事贫。抑来癸水少，或见脐疼因，脘脾呕恶吐，手足麻木陈，夜眠难寤寐。舌色无苔臻，详脉数有力。现症诸般申，未知出阁否，慎防胎漏娠，芳龄廿四岁。

经过：曾服调经药，平肝无效约，症情布增刊，请诸名士酌。

原因：春日载阳，地气上蒸，经以肝为刚脏，怒则气升，肝气之郁结，如是癸水经停。水出肾脏，隶乎少阴，肝为肾之子，肝郁肾同情，正肾之或通或闭，致经或续或凝。妇科以肝为本，肝触怒而肾气不应也。芳体四肢倦怠，胸膈脘闷，饮食无味，皆肾气之不足，肝气之上腾。夫胃气宜升，不宜消降，气升于上焦，则脾胃易于消化；气陷于下焦，则纳食难于分运，人乏水谷之养，则精神自然倦怠，是以脾胃之气宜升而不宜降也。考脾胃之气，生于两肾之内，无肾中之水气，则胃气不腾；无肾中之火气，则脾气不化。矧经原非血也，乃至阴之精禀至阳之气，为天一之水，原出于肾癸于所化。水能濡润肝木，木中有火，肝性本急忌怒，顺则气调，逆则气滞，舒则通畅，郁则不扬。经欲行而肝不应，则其气凝结，而脐腹胀痛生焉。《经》云头晕目眩，皆属于木，系由心肝脾之气郁而使然也。肾水之下，原不由乎心脾，而肾气之化实有关于三脏者也，如坎之下，无土气承之，则脐胀恶吐；离下无水气承之，则夜眠不寐；震下无金气承之，则木反侮土，况手足肢麻，为肝气不舒，而肾气不充，郁遏经何盈满，难以化经外泄，《经》旨亢则害，此之谓也。治法散心肝脾之郁，滋肾益心肝脾之气，则经溢而月信自调，拟方质请明酌。

砂仁八分拌熟地二钱，淮山药三钱，北沙参二钱，真大西洋参一钱，酒炒当归钱五，软柴胡四分，土炒野白术钱五，酒炒白芍二钱，炒杜仲二钱，辰砂拌茯神三钱，酸枣仁钱五，夜交藤钱五，刺蒺藜二钱，六月雪钱五，湖丹皮二钱。

上方服十帖，服后情形，请答增刊，再商加减。

（《绍兴医药学报星期增刊》1921 年 7 月）

治愈妇女险证医案二则

万沛霖

尝考古今方书，对于妇人蓐劳至于颧红作泻，童女经闭兼反胃吐食者，未见有必效之方，兹将遵吾师《衷中参西录》方训治愈二案之经历略陈梗概，以供研究，借以明药饵，诚有回天之力，益知择方之宜审慎，勿临证杂投以误人也。

本年六月，仆在辑安外岔沟缉私局滥充文牍，有本街邱云阁之女，年十五，于十四天癸已至，因受惊而经闭两阅月，发现心烧、心跳、膨胀等证，经医治疗（无方可考，未知服用何药）未效，更添翻胃、吐食、便燥、自汗等证，又经两月更医十数，病益剧。适友人介绍为之诊视，脉浮数而濡尺弱于寸，面色枯槁，肢体消瘦不能起床，其憔悴支离状况有令人弗忍视者，盖两月间食入即吐或俟半日许亦必吐出，不受水谷之养，并烧热耗阴，无怪其支离若是也。思之再四，此必始因受惊，气乱而血亦乱，遂遏其生机；又在童年血分未充，即不能应月而潮，久之不下行必上逆气机，亦即上逆；况冲为血海而隶属阳明，有升无降，即无不上逆血分，上瘀则发烧而胀，神明被扰则心忙，阴虚不守则汗出，心房失其开阖之常度则努壅而跳动冲胃，气逆所以吐食，津液将枯又所以便燥也，势非降逆滋阴、镇肝解瘀之药并用不可。查《衷中参西录》第二卷参赭镇气及参赭培气二汤，实为斯证之、津梁爰即二方加减。

赭石两半，当归、净萸肉、龙骨、牡蛎各五钱，白芍、肉苁蓉、党参、丹皮、清夏、天冬各三钱，磨取铁锈水煎服一剂。

病似觉甚而病家哗然，以为药不对证，欲另延医，惟介绍人主持甚力，勉又邀仆再诊，此中喧变，仆固未之知也。既诊脉如故，决无病进之象，后闻有如此情形，仆亦觉莫解，因反复思之处方，甚的。脉未加剧，何以证似觉甚也？恍悟此必胃虚已极而冲逆过甚，且病既久，一时难容此大剂，也仍照原方将党参多用二钱，天冬多用一钱，第一煎匀作二次服，并送服柿霜三钱。第一次服，仍吐药一半，后即不吐，服完此剂，聊进薄粥半茶杯未吐，病家方始欢然。又连服三剂,汗与吐均止,余证亦轻,惟发烧仅去十之一二。乃将原方党参改用三钱,赭石改用八钱,减去萸肉、龙骨、牡蛎,加生地、玄参各四钱,服五剂后病势大退。如此加减服之,一月后遂能起床矣,然经尚未行。窃思病已向愈,经虽未行必不为虐矣,适缉私局长调换,仆亦旋里,设是证再以滋阴养血兼降逆和胃等法调理,无事开破,俾其饮食充溢,血分荫足,月事当自下,可预卜也。揆斯二证,前案之功多在山药,后案之功多在赭石。

吾师于《衷中参西录》中早已发明尽致,使果能遵循方意而加减投之,有不效如桴鼓者乎?此足见药物之功能,原未可以轻微忽略而择方,尤不可以不审也。

(节选自《绍兴医药学报》1922 年 6 月)

妇女经闭原因之研究

程　哲[①]

唐容川曰:"妇女经闭有四,一寒症,一热症,一实症,一虚症。"寒症经闭者,积冷结气,经水断绝。至有历年,胞门为寒所伤,经络凝坚,阴中掣痛,少腹恶寒,上引腰脊,绕脐寒疝,或瘀血不行,留为石瘕,皆霜凝冰结之象也。热证经闭者,胞为血室,血室为肝之所司,肝火横逆,从胞脉上迫于心肺,心肺之气不得下通,则发寒热、头晕、耳鸣、烦躁多怒、咳逆气上;治宜平其肝火,使肺气得下降,心血得下注,斯经通矣。实证经闭者,妇人少腹如鼓状,小便微难而不渴,此为水与血结在血室也。虚证经闭者,或因失血过多,面与爪甲之色俱浅淡黄白,血既从上而脱,更何从再注胞中,以为经水哉。治法宜止其吐衄之血,使其下行,再补其虚,则血生而气顺,下注胞中,斯经得通矣;或因过淫精竭,肾中天癸之水不至胞中,则不得引动冲脉之血,是为阳不倡阴,水不化血,宜滋补其水以益天癸;或因生产过多,伤血血枯,或室女血枯,名为童痨,宜大滋其血之化源。此唐氏之论,要言不烦,岂执一四物、

---

① 程哲(1890—1966):字子浚,崞县(今山西省原平市)南王就村人,崞县第一届至第五届政协委员。随父程槐凯学医,曾任太原市公安局督察长,军医,20 世纪 50 年代中期在崞县人民医院坐诊。

逍遥以治妇科者,所可同日而语哉。

(《医学杂志》1927 年 10 月)

论室女月闭血枯治法

张锡纯①

　　室女月闭血枯,服药愈者极少,非其病难治,实因治之不得其法也。《内经》谓:"二阳之病发心脾,有不得隐曲,在女子为不月。"夫二阳者,阳明胃腑也。胃腑有病,不能消化饮食,推其病之所发,在于心脾,又推其心脾病之所发,在于有不得隐曲(凡拂意之境,不能自如者,皆为不得隐曲);盖心主神,脾主思,人有不得隐曲,其神思郁结,胃腑必减少酸汁(酸汁如稀盐酸,胃所赖以化食者,欢喜则酸汁生者多,忧思则酸汁生者少),不得消化饮食以生血脉,所以在女子为不月也。夫女子不月,既由于胃腑有病,不能消化饮食,治之者自当以调其脾胃,使之多进饮食为急务。愚曾制有资生通脉汤,用其方因证加减,治愈室女不月之病甚多。爰录其方于下,并详其因证加减之法,以备医界之采用。

　　白术三钱,生怀山药一两,生鸡内金(黄色)二钱,龙眼肉五钱,甘枸杞果五钱,玄参三钱,净萸肉三钱,生杭芍三钱,甘草二钱,桃仁二钱,红花钱半(凡方中药俱生用)。

　　此方用白术以健胃之阳,使之瞤动有力(饮食之消,亦仗胃瞤动)。山药、龙眼肉以滋胃之阴,俾其酸汁多生。鸡内金原含有酸汁,且能运化诸补药之力,使之补而不滞。血虚者必多灼热,故用玄参、芍药以退热。又血虚者其肝胃必虚,故用萸肉、枸杞以补其肝胃。甘草为补脾胃之正药,与方中萸肉并用,更有酸甘化阴之妙,其灼热之退也必速。桃仁、红花为破血之要品,方中少用之,非取其破血,欲借之以活血脉,通经络也。

---

　　① 张锡纯(1860—1933):字寿甫,河北盐山县人。近代中西医汇通学派代表人物之一,创办中国第一所中医医院——立达中医院,后创办国医函授学校,培养中医人才。医名显赫,博采众长,屡起沉疴,主张中西医取长补短,西为中用,著有《医学衷中参西录》,影响广泛。

(一)资生通脉汤因症加减法

灼热不退者,加生地黄六钱或至一两。咳嗽者,川贝母三钱,远志二钱。泄泻者,去玄参,加熟地黄一两,云苓片二钱,或更酌将白术加重。服后泻仍不止者,可于服药之外,用生怀山药细末煮粥,搀入捻碎熟鸡子黄细末数枚,权作点心日服两次,泻止后停服。大便干燥者,加当归、阿胶各三钱。小便不利者,加生车前子三钱(袋装)。肝气郁者,加生麦芽三钱,川芎、莪术各一钱。汗多者,将方中萸肉改用六钱,再加生龙骨、生牡蛎各六钱。

(二)医案

沧州城东曹庄子曹姓,女,年十六岁,天癸犹未至。饮食减少,身体羸瘦,渐觉灼热,其脉五至,细而无力,治以资生通脉汤。服至五剂,灼热已退,饮食加多,遂将方中玄参、芍药各减一钱,加当归、怀牛膝各三钱。服至十剂,身体较前胖壮,脉象亦大有起色,又于方中加樗鸡①(俗名红娘子);服至七八剂,经血遂至,遂减去樗鸡;再服数剂以善其后。

奉天大南关马氏,女,自十四岁月事已通,至十五岁秋际,因食瓜果过多,泄泻旬余方愈,从此月事遂闭。延医诊治,至十六岁季夏,病寖增剧,其父原籍辽阳时为奉天兵工厂科长,见愚所著《衷中参西录》,因求为诊治。其身形瘦弱异常,气息微喘,干嗽无痰,过午潮热,夜间尤甚,饮食减少,大便泄泻,其脉数近六至,微弱无力。俾先用生怀山药细末八钱,水调煮一沸作粥,又将熟鸡子黄四枚捻碎搀粥中,再煮两三沸,空心时服。服后须臾又服西药百布圣②二瓦(一瓦合中量二分六厘四毫),以助其消化。每日如此两次,用作点心,服至四日,其泻已止。又服数日,诸病亦稍见轻。遂投以资生通脉汤,去玄参,加生地黄五钱,川贝三钱,连服十余剂,灼热大减,饮食加多,喘嗽亦渐愈,遂将生地黄换作熟地黄,又加怀牛膝五钱,服至十剂,自觉身体爽健,诸病皆无,惟月事犹未见,又于方中加䗪虫(即土鳖虫,背多横纹者方真,背滑无纹者非是)五枚,樗鸡十枚,服至四剂,月事已通,遂去䗪虫、樗鸡,俾

---

① 樗鸡:别名红娘子、灰花蛾,为蜡蝉科动物樗鸡的成虫。味苦、辛,性平,有毒。归肝经,有活血通经、解毒散结之功。

② 百布圣:别名胃蛋白酶,常用于因食蛋白性食物过多所致消化不良、病后恢复期消化功能减退以及慢性萎缩性胃炎、胃癌、恶性贫血所致的胃蛋白酶缺乏。

再服数剂以善其后。

甘肃马姓寓,天津英租界居安里有女,十七岁。自十六岁秋际,因患眼,右目生内障,服药不愈,忧思过度,以致月闭,自腊月服药直至次年孟秋月底不愈。其兄向为陆军团长,时赋闲家居,喜披阅医书,见愚新出版五期《衷中参西录》,极为佩服,遂来社问询,求为诊治。其人体质瘦弱,五心烦热,过午两颧色红,灼热益甚,夜不能寐,心中满闷,饮食少许即停滞不下,脉搏五至,弦细无力,为其饮食停滞,夜不能寐。投以资生通脉汤,加生赭石、熟枣仁各三钱,服至四剂,饮食加多,夜已能寐,灼热稍退,遂去枣仁,将龙眼肉改用八钱,又加怀牛膝五钱,连服十余剂,身体寖壮健,因其月事犹未通下,又加䗪虫五枚,樗鸡十枚,服至五剂,经血已通,然下者不多,遂去䗪虫、樗鸡、生地黄,加当归五钱,俾再服数剂以善其后。

(《医学杂志》1928 年 12 月)

答李健颐君问经闭治法案

盛心如

按据所叙病状,盖为胞痹也。然《内经》之所谓胞痹,实膀胱病,而非胞宫病,故有涩于小便之见证。盖膀胱与胞宫并室而居,胞宫在膀之后、大肠之前,又名血室,又名子宫,子脏冲、任、督三脉均交会于此。《伤寒论》中之"下焦蓄血症",确在胞宫,因后连于大肠,故可用桃核承气及抵当汤丸下之而愈。然其辨证之目的,则曰小便不利者,为无血也,亦可见此症非瘀血为祟矣。今胞宫之气闭塞而不通,故见有痞块,而或浮或沉,此气病累血,所以月事不行。《经》云:"月事不来者,胞脉闭也,胞脉者,属心而络于胞中,气闭于内,心气不得下通之故也。"缘经水之行,肾中先天之癸水,由督脉而上入于胞,心营奉生之阴血,由冲任而下注于胞,上下交会,而月事以下。今胞宫之气内闭,心气不得下通,冲任之血不循行于经隧,而别走于络脉,故经事不行。若瘀血为祟,则当如《内经》所述石瘕之见证,云"恶血当泻不泻,衃以留止,日以益大,状如怀子也"。今既十有六月,而腹部不见膨大,则断非瘀血可见,服行瘀破结之剂,及外治坐药,治血而遗气,其又何能见效。然胞宫原属血室,潮汐不行,新陈无从代谢,则犹水停污池,久蓄腐化,恐亦变而为瘀,气瘀并结,实似块而非块也,鄙意拟用仲景"温经""复脉"二方,去人参、半夏、地黄、麻仁,加紫石英、香附、元胡治之。盖方中归、芍、川芎、阿胶、丹皮生新血以化瘀;桂枝协石英开心气,引奇经直入于胞宫;麦冬襄元胡通大络,使冲任复还于故道;血得温则行,吴萸之任也;调经先调气,香附之责也;炙草和诸药;姜枣宣营卫;清酒以通行经络。似以必从事于消痞通经,当可有合于病机,质之李君,以为何如。

(《医界春秋》1929 年 6 月)

谦斋女科医话

秦伯未

经闭

经闭一症,即西医所谓无月经,以一般原因,责之营养障碍,及贫血萎黄病等;以机能原因,责之精神激动,惊恐悲哀等。核与中医书传,殊相暗合,以余经验所得,则以血枯及思虑为最多。李东垣曰:妇人经闭,由脾胃久虚,形体羸弱,气血俱衰。陈良甫曰:妇人月水不通,或因醉饱入房,或因劳役过度,或因吐血失血,伤损肝脾。朱丹溪曰:经不通或因堕胎及多产伤血,或因久患潮热消血,或因久发盗汗耗血,可以佐证。而考之《内经》二阳之病发心脾,女子为不月;《脉经》肾脉微涩为不月,亦以血枯为经闭之原。故经闭之候,但滋其化原,其血自至,万不可浪施攻克,药伤中气。余治奚蕴春女,即以此法奏奇效者也。奚女年二十一,因婚姻不称意,抑郁成疾,初则饮食少思,继则月经停闭,医用通经不效,将半载,发热咳嗽,肝火升浮,始延余治。按脉细数无力,因谓之曰:此辛温通下太过,血虚之候也,血虚当补,不当通下,以绝其生化,惟补亦良难。归脾助火,六味碍脾,仅滋养营血,最为合度,遂为立方。用归身、白芍、阿胶、沙苑子、南烛叶①、枸杞、巨胜子②、稽豆衣、玉竹、女贞、旱莲草、甘菊等。服二十剂而诸恙均退,精神渐旺,后就

---

① 南烛叶:为杜鹃花科植物乌饭树的叶。性味酸涩平。益精气、强筋骨、明目、止泄。
② 巨胜子:《本草崇原》谓"气味甘平,无毒。主治伤中虚羸,补五内,益气力,长肌肉,填髓脑"。

原方出入,再服十数剂而经亦行,其不变为干血劳症者盖险矣,此等证设非多读书多临诊者,势必予以理气通经,酿成不治,诚哉为医之难也。

（节选自《中医世界》1929 年 12 月）

经 闭 新 语

王慎轩

凡女子十四岁至四十九岁之间,谓之"行经期"。虽或因体质、性情、气候、风俗之关系,而有迟早之不同。然大约在此三十余年之中,除"受孕期"及"哺乳期"之外,皆当有"经水"按月而下也。若因有病而不下者,即为"经闭"也。然经闭一症,种类甚多,当分"虚性经闭"及"实性经闭"两大类。而虚性实性之中,又有各种原因之异。兹述其大概如下。

(一) 虚性经闭

1. 血液贫乏症　如头眩,心悸,色㿠,脉细,经行渐少,渐至经闭者,此因血液贫乏,不能使生殖器充血,故致经闭也。治宜当归、白芍、地黄、丹参之类。

2. 神经衰弱症　如神疲,气短,肢冷,脉微,经行乍多渐至经闭者,此因神经衰弱,不能司卵巢之工作,故致经闭也。治宜人参、黄芪、附子、巴戟之类。

3. 分泌不足症　如乳瘪,性衰,腰酸,脉沉,经期屡愆,渐至经闭者,此因内分泌不足,不能催促卵珠之成熟,故致经闭也。治宜雀卵、鱼鳔、菟丝、枸杞之类。

4. 消化不良症　如食少便溏,面黄,脉虚,经期屡乱,渐至经闭者,此因消化不良,不能产生经水之原料,故致经闭也。治宜白术、茯苓、山药、苡仁之类。

(二) 实性经闭

1. 瘀血停积症　如少腹硬痛,肌肤甲错,脉象沉涩,月事不来者,此因瘀血积于子宫,新血不得下行,故致经闭也。治宜大黄、䗪虫、桃仁、赤芍之类。

2. 神经郁结症　如满腹胀痛,胸闷噎恶,脉象弦细,月事不来者,此因神经郁结,不能司卵巢之工作,故致经闭也。治宜香附、玄胡、旋覆、郁金之类。

3. 分泌障碍症　如少腹冷痛,带下连绵,脉象沉迟,月事不来者,此因内分泌障碍,不能催促卵珠之成熟,故致经闭也。治宜肉桂、吴萸、川芎、车前之类。

4. 脂肪过多症　如满腹膨大,形肉丰盛,脉象沉滑,月事不来者,此因脂肪质太多,阻碍经水之下行,故致经闭也。治宜半夏、橘红、南星、枳实之类。

以上所论之经闭,仅言其大略,至其详细,不胜枚举。如急性传染病、重证结核病及肾脏炎、糖尿病、精神病、中毒病等,皆有使月经停闭之可能。更有生殖器之发育不全,及生殖器之闭锁症,由于生理异常者,则月经终身不来,即古人所谓"暗经"也。又有二月一行者,谓之"并月";三月一行者,谓之"居经",其经水虽不能按月无来,而身无疾病,且或能受孕,此亦由于生理上之异常,非关于病理者也。

(《中医世界》1932 年 4 月)

经 闭 不 行

时逸人[①]

"肝伤血枯"载于《素问》,"恶血不去"著于《千金》,此经闭不行,有虚有瘀之别,所当首先考证也。推及于癥瘕之积聚,湿痰之阻滞,或为惊恐之扰,或为房劳之阻,在在皆足以发生经闭症状。因其原因症状之不同,故治法亦当有别也。

---

① 时逸人(1896—1966):江苏无锡人。1928 年在上海创设江左国医讲习所,并受聘于上海中医专门学校、中国医学院等校,担任古今疫症教授。1929 年秋受聘于山西中医改进研究会,主编《山西医学杂志》。抗日战争爆发后,曾辗转武汉、重庆、昆明,后返回上海,于中国医学院、新中国医学院、上海中医专科学校等校任教,后又创办复兴中医专科学校,并主办《复兴中医杂志》。中华人民共和国成立前夕在南京办首都中医院,1949 年秋又办中医专修班,后转入江苏省中医学校任教。1955 年由卫生部聘至中国中医研究院,后任西苑医院内科主任。1961 年派赴宁夏回族自治区医院任中医科主任。著有《中国妇科病学》《中国急性传染病学》等多部著作。

一、肝伤血枯之经闭不行

[原因] 肝脏损伤，血液虚弱，致经水断绝，而为经闭不行。

[病理] 古说以中焦受气取汁，变化而赤是为血。究血之所以枯，必因中焦受气取汁，供给变化材料之不足，而为血枯液涸，经水断绝。然必冠以肝伤者，昔人以肝为藏血之脏，血枯即是肝伤。据近代实地之考证，肝细胞吸收食物中糖分，藏于肝体之内，俟消化完竣，则肝中所储之糖，逐渐供给、传入于血内。其整然调节，无太过不及之弊者，是肝之功用也。设其吸收之能力薄弱，则糖质溢于上，为口甜；泻于下，为糖尿。因其藏糖之功，谓之藏血也亦宜。血枯液涸，则肝脏无糖可备，而致燥急。《内经》所谓"肝为刚脏"，又曰"肝苦急，急食甘以缓之"，西医所谓"肝体变硬症"，皆是类也。故曰肝伤，肝伤与血枯，实系两症。然肝伤未有不血枯者，而血枯亦未有不肝伤者，此互为因果者也。肝既伤矣，血既枯矣，经水焉得不断绝者哉。

[诊断] 右胁痛，此肝体受病之故；脉弦细，因血少而脉管收缩；舌赤无苔，因血枯肝伤，中气不能鼓动。

[症候] 胸胁支满，妨害饮食，鼻中时闻腥臊气，出清涕，或兼唾血，四肢清冷不暖，目眩头重，时时前后下血，而经水停闭不行。

[注] 时时前后下血，指或溺血，或便血，为大小肠及肾盂等处之血管，因血枯液涸，胶质缺乏，血管变薄，时常破裂，而致下血。经水指卵巢所分泌之卵子及卵巢黄体等，血枯液涸，卵巢萎缩，故经闭不行。

[治法] 补肝，养血，增液。

[处方] 乌骨白毛母鸡一只（约重二斤之谱，再重更佳，如太小恐发育不全，力量不及）；用熟地黄四两、香附二两、当归身四两、川芎二两；将鸡去毛肠，不见水，揩净，同上药，加陈油二碗、童便一碗，和水煎极烂，以汤煮干为度；取鸡肉焙干，鸡骨炙酥；同药共研极细末，再加后药：吉林参二两、炙壮芪二两、白茯苓三两、粉丹皮两半、炒于术三两、杭白芍二两。上药共研细末，与鸡骨肉之细末和匀，蜜炼为丸，如龙眼大，俟干，外加蜡壳封固。服时破除蜡壳，每服一丸，早晚各一服。气虚，参汤下；阴虚，生地汤下；大便秘，

玄参知母汤下;咳嗽,川贝橘络汤下;胸闷,砂仁汤下;吐血咳血,郁金三七汤下;心烦盗汗,朱灯心浮小麦汤下;心悸不寐,夜交藤夜合花汤下(新订乌骨鸡丸)。

二、恶血不去之经闭不行

[原因] 淤血败浊,停滞子宫,致妨碍经水之排泄,发为少腹胀痛拒按等症。

[病理] 子宫为容纳卵子、精虫之区域,又为排泄经水之部分,使子宫痉挛,排泄之功力减少,阴道闭锁,排泄之道路阻塞,此乃经水因阻碍而积存于阴道子宫及输卵管内,与卵巢萎缩,经水完全停止者不同。故少腹胀痛拒按、小便微难,而不渴,此皆淤血停滞之证。

[症候] 经闭不行,腹中刺痛,少腹满如敦状,小便微难,大便色黑等症。

[诊断] 脉沉贯,苔黄腻,实滞之象显然。

[治法] 通瘀血,化败浊。

[处方] 土瓜根三钱,生大黄钱半,川桂枝二钱,赤白芍各六钱。上方水煎服(加减土瓜根散)。

生大黄二钱,桃仁泥三钱,炙水蛭二钱,炒虻虫二钱。上方水煎服(抵当汤)。

五灵脂(炒)三钱,粉丹皮三钱,炒川芎一钱,制香附三钱,全当归三钱,制玄胡二钱,桃仁泥三钱,赤芍药二钱,川红花八分,台乌药钱半,炒枳壳一钱,生甘草八分。上方水煎服(膈下逐瘀汤)。

[说明]《金匮》于经水不行之症,已著明攻下之文。如经水不利,少腹满痛者,用土瓜根散(土瓜以活血行瘀,佐以虻虫之蠕动逐血,桂、芍之调和营卫);少腹满如敦状,小便微难,此水与血俱结在血室也,用大黄甘遂汤,以逐其水而下其血,推及于经水不利下者,用抵当汤;腹中血气刺痛者,用红蓝花酒,皆所以行其恶血之法也。瘀不去,则新不生,诸虚百损,尚可用大黄、䗪虫以治之,瘀血停滞之经闭,岂不显然可见乎,爰辨明于此。

三、癥瘕积聚之经闭不行

[原因]癥瘕阻塞,经闭不行,少腹及脐旁,必有硬块应手,或肚腹胀大,此因此癥瘕积聚者也。

[病理]《内经》谓"石瘕生于胞中,寒气客于子门,子门闭塞,气不得通,恶血当泻不泻,血不以留止,日以益大,状如怀子,月事不以时下",此言寒气客于子门,为隋唐诸医侈谈风冷之嚆矢。子宫之内,寒凝血瘀,经水停滞,而为石瘕。或由于七情劳倦之伤,或由于生冷瓜果之烦,湿热痰浊,气滞血凝,互结而生,其来也渐,始于局部之痞结,继则邻近之蔓延,终乃遍及满腹,或成经闭之膨胀,或成石瘕之盘踞。此经闭不行因于癥瘕积聚之病理也。

[症候]少腹或胁下及脐旁有硬块,可以手扪而得,或发剧烈之疼痛,不喜手接,有先经闭而后发硬块者,有先发硬块而后经闭者,面黄肌瘦。

[诊断]癥瘕积聚等症,与胃无关,故能饮食,然与胃病同时并发者,则不能饮食。腹有硬块或胀满者,经停在一年以内可治,经停在一年以外,不易治。脉沉细而弱者可治,脉弦大急牢坚者,不易治。又饮食不进,脉无和缓之态,舌剥无苔者危。

[治法]化癥结,破瘀血,舒滞气,和脾胃。

[处方]当归尾三钱,川牛膝钱半,炒莪术一钱,天台乌钱半,炒赤芍钱半,上安桂一钱,制香附三钱,小川芎钱半,生芪皮钱半,炙甘草五分,鸡内金三钱,桃仁泥三钱。上方水煎服,此为化癥结、破瘀血之剂(或作丸剂亦可)(新订通经汤)。

制香附二钱,川芎一钱,山栀钱半,广陈皮钱半,生茅术三钱,砂仁末八分,白茯苓三钱,炒神曲三钱,焦山楂三钱,延胡索六分,炒谷芽三钱,秋桔梗七分。上方煎服,此为破滞气、和脾胃之剂。

四、湿痰阻滞之经闭不行

[原因]肥盛之妇,喜啖油腻生冷,脂肪阻滞,湿痰壅积,妨害卵巢之分

泌，发为经行后期，甚则经闭不行。

[病理] 见第二节、第四条痰浊阻滞之经行后期项下。惟彼则后期，其患尚轻；此则经闭，为患已甚，故图治之不可缓也。

[症候及诊断] 与第二节、第四条相同。惟经闭不行为主要之症状。其腹胀而大，经水断绝，面黄食少，四肢瘦削，此名痰胀。

[治法] 宜用辛香快脾之剂；惟痰胀以攻痰利便为主，而以补脾行气之剂辅之。

[处方] 加减香砂六君子汤（见第二节第四条）。

紫大戟二钱，煨甘遂钱半，炒黑丑钱半，广木香二钱，制牙皂三钱。上药共研细末，用红枣肉捣和为丸，分三次送服，每服三钱，隔五小时服一次，第一次葱白陈酒汤送，第二次莱菔子砂仁汤送，第三次牛膝木瓜汤送，专治痰胀，功效神速。

五、大惊恐惧之经闭不行

[原因] 经闭不行之原因，不外癥瘕瘀血之停积，肝伤湿痰之阻滞。其来也渐，其发也缓，而最后乃致经闭不行。若骤然经闭者，其原因有二，大惊恐惧，即其一也。

[病理] 全体之内，皆有神经纤维以交感联络，而生殖腺与脑部尤有特别之关系，用脑太过之人，生殖器外形，多见萎缩，是明证也。男女一至生殖腺成熟之后，则生殖器与神经系之感触尤为敏捷。惊则气乱，静脉贲张，神经无调节之能，故气乱矣；恐则气下，肾脏郁血，气机无鼓动之力，故气陷矣。当惊恐之时，神经受剧烈之戟刺，于是平日之意志命令，尽失其常度，而生殖系亦发生特别之变化，卵细胞无排卵之可能，子宫壁之充血亦停顿而不下，于是经闭不行矣。

[诊断] 因惊恐之故，神经受非常之震动，脉或浮，或沉，且呈无力之状。

[治法] 宜用心理疗法，舒畅其神志，兼以安神养心、补益气血之剂。

[处方] 西琥珀二钱，青龙齿一两，远志肉五钱，石菖蒲五钱，当归身三钱，川黄连三钱，柏子仁五钱，辰朱砂二钱，白茯神五钱，吉林参五钱，酸枣仁

二钱,生地黄五钱,西牛黄一钱。上方共研细末,青果汁法丸,金箔为衣,灯心汤下三钱,日服一次,专治心神不足,善惊善恐(琥珀养心丹)。

六、经来行房之经闭不行

[原因] 经来行房而致经水闭止。

[病理] 经来之时,则子宫内血管破裂,斑痕纵横,新生组织未曾结合,假使误犯房劳,震动太过,延成崩漏等症,所在皆是。惟更有败精瘀浊凝滞子宫,不能排泄外出,于是经水与精液相搏,裹结而不解,则经水断绝,腹胀日大。

[症候] 经水骤然停止,少腹刺痛不可忍,不便不通,腹胀日大。

[治法] 须将瘀血败精通导而下,则经水可望复行。若疑为胎孕而用安胎之剂,则误矣。

[处方] 土牛膝一两,琥珀末(冲服)三分,生草梢八分,当门子(冲服)五厘,细木通一钱,茺蔚子三钱。上方水煎空心服(加味虎杖散合加减导赤散)。

(节选自《医学杂志》1933年4月之《妇科调经证治》)

妇女经闭症

陈君达

一、血枯经闭

[原因] 血枯者,营血枯竭也,血液耗散,渐为月经不行之症,其源由于胃无生化而致也。

[病状] 面颜枯槁,唇色淡白,懒进饮食,精神困倦,六脉微弱,或起大病之后,或本来淡红寡少者,方为的候。

[治法] 用西潞党参、生冬术、生黄芪、丹参、柏子仁、当归、白芍、熟地、川芎、川断。如气滞者加木香、乌药、延胡、制香附,俟其元神健旺,再加牛膝通之,此方气血并补,再加生鸡金尤妙,以行参、术、芪之滞气,有生

血之功。血由气化运行，俾气血流通，营卫充足，自然经血下达冲任而行矣。

二、血隔经闭

［原因］血隔者，瘀血阻隔也，血本不虚，有瘀积凝滞于胞门也，气郁血结而不散，则往来流行之途，出入升降之道，功用全失，冲任被其阻塞，窒凝而不通，乃为血隔经闭，端的无逃矣。

［治法］用桃仁、丹参、红花、三棱、蓬术、香附、延胡、牛膝、归尾、马鞭草，如元神未衰，加红娘虫、䗪虫；若瘀血结硬难消，再加水蛭、黄牛虻虫、大黄；寒热似疟者，加秦艽、柴胡，热重者加鳖甲，寒重者加肉桂，更用琥珀丸间服。此方推陈致新，使旧血消尽，新血自下。或其人已虚，虽用攻破，必加人参以辅佐之。

三、痰滞经闭

［原因］痰之生也由于湿，乃津液所化，行则为津，止则为痰，流则为液，聚则为涎，升降往来，随气而动，遍身上下，无处不到。客于胞门则为经闭，以其凝滞隧道，阻塞经络而然也。

［病状］体肥色白，饥则神清，饱则倦怠，亦时眩晕，起居如故，饮食如常，脉弦滑，甚至全无等象，皆痰之见症也。

［治法］用茅术、半夏姜制、陈皮、赤苓、泽泻、米仁、蛤壳、甘草、滚痰丸、车前子、木通、牛膝。如气滞不运，加苏梗、砂仁、乌药、丹参，俾胞门清澈，经血自下矣。此方若不效，再加金胆星、竹沥秞。

四、心事不遂经闭

［原因］夫男子精旺则思色，女子血旺则怀胎，其事虽由于精血，其情实本乎心脾。《内经·阴阳别论》曰：二阳之病发心脾，有不得隐曲，在女子为不月。盖心能生血，而脾为之统，然忧愁思虑则伤脾，脾伤不惟心经连患，而且一生之本亏矣。其症室女寡尼居多，心脾受病为其桎梏，化源已绝，始也

不调,继也渐闭,毋论为劳为瘵,莫不由此而起。

[病状] 朝凉暮热,面黄肌瘦,饮食减少,喘促咳嗽,脉虚数者,此劳瘵羸弱已甚。

[治法] 生山药、玄参、于术、生鸡金、牛蒡子(炒)、生地、白芍、当归、丹参。

(《中医世界》1934 年 1 月)

经 闭 论 治

吴鹤亭

妇人以血为主,是以《内经》有"二七而月事时下"之文,斯乃生理上当然之事;若经不行而停蓄或闭,则成病。其原因确有多种,大抵人身不外气血两字,血从气使,气滞血凝,细研此言,可得治经闭之秘。盖人身五脏,心生血,肝藏血,脾统血,血之为病,当究三经。

尹根承内人,经停二月余,患腹痛,其脉右关脾脉沉缓而滞,疑其寒也;然体素热,腹脐中痛,少腹不痛,中脐属脾,少腹属子宫,因而悟及脾统血之理,此脉沉缓滞,乃脾之气机不宣通,而经因之欲行不行,故腹痛也。寸不浮而弱,尺沉小,左关不弦而小,尺微数,寸不动,此非孕而为经停也。服当归、红花,经有点滴而不多,可见血之不行,由于气之不通,血从气使,气滞则血亦滞矣。于是以丹参、香附、茺蔚子调经;乌药、广木香、枳壳、广皮行气;吴萸暖肝,炙草和诸药,红花以行血,服二剂,经行腹痛愈矣,此脾气宣通之效也。

此非肝经出病之经闭,肝经之闭,则肝脉必涩或数,肝主藏血,肝又主络,凡人偶受忧郁,则气不行,气不行而经亦闭,此宜逍遥散、六郁汤之类,解其郁而经自通。昧者一见经闭,即用破血,不问其原,则误矣。

又适值经行之际,而饮冷酒冷茶,血得寒而冰,亦能经闭;此则两尺脉必伏,宜暖药通经,肉桂之类。

命火不足,则血积不行,久则成崩,此宜调经止崩。

由此观之，经闭之症，当以切脉求其原因，始为有把握之诊断，否则鲜不误也。

又脾气弱而不能摄血，成血崩者，与此案正可对照；以劳倦伤损脾气，致血不摄，此宜补气以摄血。血与气之关系如此，故治血病，当知治气也。

兹将经闭原因[①]于下。妇人经闭原因：① 脾气不宣通。② 肝郁气不行。③ 受寒致经闭。④ 命门火不足。

（《现代中医》1934 年 12 月）

经 闭 病

苏云山

"原函"（上略）兹因内人患经闭病二年余，请过无数名医，吃过不少之良药，并不见有至。去年后季身体见好，并无有月经。敢请抽暇示一良方，内人之症大约系经来行房之经闭不行，不幸被庸医认为胎气，以胎吃药者半年余，今日如梦初醒，又见时逸人先生妇科处方云用，土牛膝一两、琥珀末三分（冲服）、生草梢八分、当门子五厘（冲服）、细木通一钱、茺蔚子三钱，不知此方能用否。

"答函"来函敬悉。据述尊夫人病体，病原既由经来误入房事，致月经闭止者，已二年之多，是否敢用土牛膝、琥珀等药，今拟答如次。

（1）妇人经来，子宫血管充血，既误入房事，势必刺激腔部，血管迸裂，有成崩漏等症。惟更有余精停滞子宫，不能排出，则精液与经水，相搏裹结，堵塞输卵管，则经水断绝，腹胀日大，腹痛难忍，小便不通等。此经闭初有之现象，则用此方甚宜。

（2）若妇人经闭二年有余，身体壮实。精神尚佳，而时有腹胀疼痛等，则亦可用此方加川芎、熟地、玄胡、枳壳、陈皮等活血行滞之品较宜。

（3）若妇人经闭日久，身体衰弱，精神不佳，兼以白带嗜睡、疲乏、发热、

---

① 原文为表格，现改为文字，故将此处"列表"二字删除。

咳嗽等。此内伤虚劳,宜服龟龄集及女金丹、十全大补汤加红花、枳壳等以补其虚。

（《医学杂志》1935 年 4 月）

停　经

王景贤

[定义] 所谓停经者,月经应来而不来之谓也;除妊娠授乳及老年经断之生理停经外,皆谓之停经。故停经亦为病理之现象也。

[原因] 本症原因,有续发性及原发性二种：续发性多由于结核症、贫血症、萎黄病、肥胖病、糖尿病及慢性吗啡中毒、酒精中毒等而起;原发性则由于血崩、便血、吐血、失血过多等,及惊恐悲哀等精神上之激动,或月经期中摄生不慎,误以冷水洗浴,及偶罹感冒等而起。此外如女性内分泌之缺损,亦为本症之一大原因。

[症状] 随其原因而异,由于续发性者,除月经停闭外,其原有症状依然存在;惟局部则无甚症状,有之亦仅稍觉不舒而已。而原发性之停经,因失血过多而致者,虽局部亦不发生任何症状,必见颜面苍白、眩晕耳鸣等症,其因精神上之激动而致者,则稍有自觉之局部症状,腹下部有痛感下坠等;但亦有不呈局部症者,未可一概视之也。其因经期不慎而致者,多见腹下部绞痛重坠、疲劳、头痛、眩晕等症状;甚至呈恶寒发热、恶心呕吐、脉搏频数、四肢厥冷等症者有之。

[疗法] 本症疗法,可分为二类：（甲）除去其所以停经之原因,以恢复子宫之生理作用状态。（乙）使内生殖器充血,以催进宫及卵巢之机能。

此外如营养不良者,对于饮食起居,尤当特别注意,宜多摄取富含养料之食物,或常作户外运动。

[处方] 停经之原因既多,其处方自亦不能一律。兹根据前述治疗之原则,亦约分为二类：

甲,除去其原因之处方。

（1）由于续发性——各随其所患之症，施以适当之处方，治愈其所患之症，则其经自行矣。

（2）由于失血过多——宜四物汤、养荣汤、卫生汤、十全大补汤、小营煎、调经汤、五补丸、柏子仁丸、泽兰汤等。

（3）由于精神激动——宜艾附丸、开郁二陈汤、苍莎丸、逍遥散等。

（4）由于摄生不慎——宜破结丸、和血通经汤、红花当归散、牛膝散、温经汤、桂枝桃奴饮子等。

乙，使内生殖器充血之处方。

抵当汤、玉烛散、通经活血汤、三棱丸、土牛膝散、当归干漆丸、通经丸、万病丸、琥珀散、反经丸、红花当归散、千金桃仁煎、归术汤、神应丹、掌中金丸、大黄朴硝汤、一粒仙丹等，均有使内生殖器充血，以催进子宫及卵巢机能旺盛之作用也。

（《苏州国医杂志》1935 年夏季）

近代女子停经之绎义并治法

陆先觉[1]

近诊女子经停之疾，辄皆淹缠难愈，既非体亏之因，又无病后之原，何感潜伏危险之症。细考其义，盖由多于思想耳。然在学识上之过思，家庭间之多想，必先伤脾乏运，纳减肌瘦，如是绵延，经水渐少而没，今则不一二月，即行停止，后现虚象。若由气滞寒闭，则腰腹胀痛，来而复止，或行而不多。疏导之后，即告调训，决无临期一滴不下，而腹内稍感不适，不作疼痛，一如有孕或年老经绝之候，其故何软？乃相火烁干精血也。

《经》曰：二阳之病发心脾，有不得隐曲，女子不月，其传为风消，其传为息贲者死不治。沈尧封曰：二阳，指阳明经言，不指脏腑言。二阳之病发心脾者，阳明为多血之经，血乃水谷之精气借心火煅炼而成，忧愁思虑伤心脾，

---

① 文前有"吴县"二字，为文体统一，故删除。陆先觉（生卒年不详）：吴县（今属江苏苏州）人。

少嗜饮食,血无以资生,阳明病矣。《经》云:前阴总宗筋之所会,会于气冲,而阳明为之长,故阳明病,则阳事衰矣。太冲为血海,并阳明之经而行,故阳明病,则冲脉衰而女子不月也。夫冲脉为经水之本,阳明为冲脉之本,盖经水之有无,全在冲脉之血气,冲脉之血气,全在阳明水谷之生化,伤脾乏运,则水谷衰,水谷衰,则冲脉血气亦衰,而月事少闭。是因思虑伤脾,生化无源,经水因之不行,若由情窦猛张,所欲不遂,则积想在心,郁蒸不散,则相火妄动,燃煎精血,故月水先闭。火既为病,则反伤及脾土,故不嗜食而腹胀。脾既虚则金气亏,故发嗽。嗽既作,则水气竭,故肌肉瘦。木气不敛,故多怒,发鬓焦,筋痿。此系火干精血,经水先绝,与上症之闭有先后不同,而现证亦异。其症治之为难,盖所愿不遂,相火必炽,非补水无以制之,用六味地黄补阴泻阳,固是妙法。然脾虚食减,恐嫌腻隔,若用归脾温养,又防助火。鄙意拟先轻清滋养,兼疏郁滞,少加黄柏、车前(酒炒)以泄邪火,再以薛一瓢滋营养液膏,加小麦、大枣、远志,及心脾双补丸加减,再参他症治之。庶几合法,惟宜早治,因恐症现五脏以次传遍,终死无效,如《经》言风消之发热肌瘦,息贲之喘息上奔之危症也。

　　因之诊治经病多先停闭,其潜伏危险之重大,固由于思想之错误,然在自身亟应注意纠正,缘此病一发,难于收拾,而操医者亦需另具只眼。今特书出,以告家庭方面,祈勿以予言谓河汉幸甚。

(《国医砥柱月刊》1937 年 2 月)

谈一谈妇人经闭病

刘渡舟[1]

　　妇人经闭,是很普通的一种病,可是具有内伤外感,虚实寒热,种种的分

---

　　[1]　刘渡舟(1917—2001):原名刘荣先,辽宁省营口市人。16 岁开始正式拜师学医,出师后悬壶于大连。1945 年来京,行医于钱粮胡同。1950 年,考入卫生部中医进修学校。1956 年调入北京中医学院,历任伤寒教研室副主任、主任、古典医著教研室主任、金匮教研室主任、《北京中医药大学学报》主编、名誉主编等。着力于《伤寒论》的研究,强调六经的实质是经络,重视六经病提纲证的作用,临床擅长用经方治病。主要著有《伤寒论通俗讲话》《伤寒论十四讲》《伤寒论诠解》《金匮要略诠解》等。

别，要是认不清楚的话，拿着温寒活瘀的方子，而对待这许多经闭不同的妇女们，恐怕是要得效者少，而失效者多了。再要进而言之，拿着成方子，能够遗祸于病人的，大概也要在所难免了。记得有一位同道的某君，曾向我说过，老刘真怪，妇人经闭这个病，怎么这样的难治呢，血瘀啦，寒湿凝滞，气郁不舒啦，我都试验啦，可是都不是好呢，难道说除此以外，还有什么治法吗，也许是我不会治。能治十男子，不治一妇人，到底是古人的话，一点也不假呀。某君是向我这样说过，就是有时候来看病的女界们，听他们的告诉以先的治法，跟着吃药的日期，也好像女人经闭这个病，是不大容易治的，可是如果你看看前医的药方，就免不了什么是香附、桃仁、元胡、川芎，不然就是少腹逐瘀汤，加味逍遥散，一些开气疏血，舒肝温寒，这么一套通方而已。真是令我奇怪，为什么治经闭病的先生们，都非得拿着这种方法呢，难道说凡是经闭病就是气血凝滞吗，不许还能再有别种说道么。不怪现在汉医界的落伍，受西医的威胁，也就是太局于套方啦。不求学术上进步，所以才造成了现在的淘汰而彷徨于衰败的路径了，这还能埋怨人家西医吗，不信的话，若果能够像古年间的诸贤大家，治一个好一个，你看有没有崇拜你的人们。汉医能不能振兴起来，就可知道了。圣人说的很好，君子求诸己，这不是一个很确的证明么，闲话少说，还是接演前文。那么妇人经闭病到底是怎样一回事呢？好啦，今天敝人要把它详细谈谈。可是还新道中的老前辈，和博雅的君子们，不要见笑，加一番原谅，这是敝人所很希望的啊。妇人经闭病，从气血的凝结，或是风寒的闭郁，大凡是个先生，都能治个八九不离十，也就不用再谈它了。大谅诸位同道们，看过妇人科的，也能够全明白了。恕我从略吧，不用详细说它，我就开始说一说，我所知道这几种经闭病，贡献给大家听听吧。如^①"内伤经闭"。就是人身最贵重者，莫如胃气，因人以胃气为本，所以胃能受水谷之气，生命则昌，胃绝水谷之气，生命则亡，故《内经》《伤寒》，皆亟重胃气者，示人治病要以胃气为本也，胃气是它的正名，经中或言清气，荣气，卫气，春升之气，则是指它的别名，其实就是养人之生气罢了。

---

① 原文为"可分为三种：一、"，因下文并无"二，""三，"之说，故删除。

夫胃者，汇也，聚也，是水谷之库府，生命之源头。在《内经》上曾说过胃的功能曰：饮食入胃，游溢精气，上输于脾，脾气散精，上归于肺，通调水道，下输膀胱，水精四布，五精并行，合于四时五脏阴阳，以为常也。在这几句经书上就可明白脾胃跟我们人身的关系，是有多么大紧要的呀。可是倘若是饮食失节，寒温不适，无形中脾胃就受了伤损，也许是喜怒忧恐，劳役过度，而春升之阳气，亦因之暗暗的消耗了，脾胃既伤，清阳已殆，于是乎则不能上升而华心肺，反到下流肾肝以助其阴火，阴火之势即亢，而不安于下则上迫心包，以灼肺金了。可是阴火上注心包的理由安在呢，因为包络之脉，是起于下焦的，其系则系连心宫，也可说它是心藏的外藩，它既然发源于下，所以下焦的阴火，顺着它的经脉，才能凌迫到它的本身呢。心包络在五行上分配，是属火的，今番又加上下焦的阴火，啊呀这个火，可更大起来了。人的生理，是少火能够生气，壮火呢，它就能够食气，为了这个原故，所以元气就大大的虚弱了。元气是荣养周身一切的好宝贝，它要是虚了，未免就有荣养不到的遗憾了。于是乎则不能上华心肺，心肺先虚，虚则不能下济肾肝、任冲之阴，阴不得济，反被阴火之凌蚀，是以血海失润，地道不通，以至于月事不来，而成经闭之病矣。《内经》说过，月事不来者，胞脉闭也，胞脉者，属心而络于胞中，令气上迫肺心，气不得下，故月事不来也，就是说的这个原理呀。可见圣人于阴阳之微，造化之妙，全都洞悉无道，才能留书后世，使今人们效法，不然的话，怎么会能教人人景仰，朝朝崇拜呢。这就是头一段的因伤经闭症，还有两段，现在不能再说了，因为已经写的很多啦，再要往下写，恐怕是宝贵的篇幅，要都教我给占了，就好像是对于人情上，有些说不过去的。可是编辑先生，跟着大家，不嫌烦的话，那么我还要很欢喜的，往下接续写出来，因为我也是汉医的一份子呀。好啦，就此停笔，再见，还祝诸位同道们，仲秋节快乐幸福。

（《国医砥柱月刊》1939 年 8 月）

【本章按语】 ··

　　闭经是妇科的常见病，又是治疗难度较大的病症，对女性生殖健康影响较大,故历代医家对此病均较为重视。本病在民国期刊月经病中篇幅数量较多,本章所选就有15篇,可见当时的医家对本病也是十分重视并有较多研究和诊治心得的。本章所选内容类型丰富,有病因研究、辨证论治、医案医话等,从各方面对闭经进行阐述。通读本章,编者有如下体会。

(1) 闭经的分类并未统一,不同的医家各有见解。《妇女经闭原因之研究》中将闭经分为四大类,寒证经闭、热证经闭、实证经闭、虚证经闭,并对病机、症状、治法等进行了论述。《经闭新语》中将闭经分为虚性经闭、实性经闭两大类,其中虚性经闭又具体分为血液贫乏症、神经衰弱症、分泌不足症、消化不良症;实性经闭具体分为瘀血停积症、神经郁结症、分泌障碍症、脂肪过多症,并对症状、病因病机、治疗用药进行了简述。这种分类明显具有中西医融合的特点,这可能也是民国期间中西医学逐渐融汇的时代背景与特色的体现。《经闭不行》中较为完整系统地阐述了闭经的分类,分为肝伤血枯之经闭不行、恶血不去之经闭不行、癥瘕积聚之经闭不行、湿痰阻滞之经闭不行、大惊恐惧之经闭不行、经来行房之经闭不行等六大类,每类均从原因、病理、诊断、证候、治法、处方等进行论述,内容较为完整详细。作者时逸人先生,长期从事医学教育,并著有《中国妇科病学》等妇科专著,这类论文可较为系统方便地供当时的临床医师学习参考,体现了当时学界对本病认识的概貌。《经闭论治》中将闭经分为脾气不宣通、肝郁气不行、受寒致经闭、命门火不足等四大类,并提出以切脉求原因,具有一定特色。《停经》将闭经提纲挈领地分为续发性及原发性二种,指出续发性病因多由于结核症、贫血症、萎黄病、肥胖病、糖尿病及慢性吗啡中毒、酒精中毒等;原发性则由于血崩、便血、吐血、失血过多等,及惊恐悲哀等精神上之激动,或月经期中摄生不慎等,女性内分泌之缺损等。并分别给出了两大类的治疗处方。由上可见,闭经的分类当时并未统一,不同的医家各有见解,但总体而言,血虚闭经、肝郁闭经、瘀血闭经、痰湿闭经等闭经类型已成为共识。

(2) 闭经的治疗百花齐放,方法多样。治疗大致包括辨证论治、某法论治、专病专方等。如《经闭新语》《经闭不行》《妇女经闭症》等均为辨证分型论治,较为详细完整地论述了每一辨证分型的具体治法方药。某法论治则多为作者根据自己的临证心得,结合具体病案对某一方法治疗闭经进行论述。如《答余姚北乡沈孝荣君问女病治法》用解郁养阴法治疗闭经,《答翼云女士问停经治法》用疏肝滋肾法治疗闭经,《治愈妇女险证医案二则》用滋阴养血、降逆和胃法治疗闭经,《答李健颐君问经闭治法案》用理气化瘀法治疗闭经,《谦斋女科医话》用滋养营血法治疗闭经等。这些治法的运用,多包含了作者的临证心得,且附有具体病案可供借鉴。专病专方治疗,如《论室女月闭血枯治法》,对室女血枯闭经进行了专病论述,认为应从调理脾胃进行治疗,且给出治疗专方资生通脉汤,并对此方的组成、方解、加减运用进行了论述,又附有3个具体应用的医案进行阐述。本篇论述详尽、具有较高的学术价值,有助于拓宽临证思路,值得反复揣摩。

(3) 闭经的具体用药和用法,各具特色。一如丸剂与煎剂并用,《答余姚北乡沈孝荣君问女病治法》中将乌贼骨藘茹丸与解郁养阴煎剂合用。乌贼骨藘茹丸出自《素问·腹中论》篇血枯病条,乌贼骨咸温下行,性涩去脱,有固气益精之功;藘茹咸酸入肝,能疏气活血通经。本案患者体质薄弱,闭经已久,丸煎并用,以加强药效。《经闭不行》中湿痰阻滞之经闭不行,将加减香砂六君子汤煎剂与祛痰丸剂(紫大戟二钱,煨甘遂钱半,炒黑丑钱半,广木香二钱,制牙皂三钱。研细末,用红枣肉捣和为丸)并用,且丸剂三次送服方法不同(第一次葱白陈酒汤送,第二次莱菔子砂仁汤送,第三次牛膝木瓜汤送),这些特殊的服药方法在当代临床中已较少见,具有鲜明的时代特色。二如药物与食疗并用。《论室女月闭血枯治法》中提到对室女血枯闭经兼有泄泻者,在药物加减后泻仍不止可加用食疗法(生怀山药细末煮粥,挽入捻碎熟鸡子黄细末数枚,作点心日服两次)。三如部分药物的应用独具特色。比如鳖血柴胡,用鳖血炮制柴胡,取其疏肝解郁之效,抑其升举阳气之性,更添填阴滋血效用。重用代赭石(方用参赭镇气合参赭培气汤加减)降逆止呕,治疗童女经闭兼反胃吐食。详细阐述新订乌骨鸡丸(治疗肝伤血枯之经闭不行)的制备方法,临证时辨证用不同汤剂送服,兼取主药丸剂之便捷与随证加减之灵活。

综上,民国期刊中对闭经的论述内涵丰富,病因病机、辨证分型、治法方药等均有阐述,通过阅读本章可对民国期间中医妇科界对闭经病证的诊治概貌有初步了解。其中的许多辨证思路、治法方药对当今临床仍有借鉴和启迪思路的作用。但是由于医学的快速发展,本章部分内容具有时代的局限性,在阅读时需加以斟酌辨别。

崩　　漏

妇 科 医 案

金文明

闰月下旬,有大路杜姓妇寄居母家,年约二十许,登门就诊。其脉弦大,右关上溢,左关不柔带数,视舌灰滞不化,面色金黄。余询其空呕乎,耳鸣乎,答言然。其母偕来在旁问曰,先生此脉何如,请为细视。余遂询其经水至否,答曰自上月十外始转,从此或多或少,且崩过数次,迁延不了。是否有孕? 余微哂之。尔病既久,岂尚不药乎? 答言曾看女科,断为胎孕,余亦置之不理,默思病必有因。察其从前经水之至象,答言去冬十一月曾患小产,月满转过,拖延时日,今年正月间停止,不转,月余之久。于前月十外始至,初来甚少,继而大下,嗣后又拖延不了。余因是而悉其致病之源,由乎半产调理不慎,其为挟无疑,治宜宣导瘀滞,使新者归经。转虑崩漏之下,血去必多,冲任已怯,况面黄失色,纵不事宣通,犹防仍蹈故辙。不如暂用胶艾四物加黄芩,和血清热,加竹茹、橘皮、佩兰等,以平其呕。越一日其母复来延余往诊,势颇彷徨,诘其情据言服药甚好,一剂呕止,胃思食,二剂食知味,只小腹作胀,其余安静。讵知睡方夜半,经血又崩,且甚于前,今神困力乏,特延速往。余遂过其家,察视外形,气喘神疲,面无华色,唇白舌淡,面黄浮肿,神躁自汗,胸际痞塞,心泛作呕,头痛甚,时时晕去,卧不能起,小腹仍胀,四肢麻木,口干唇绉,心悸妄语,粒米不入,强与之,少倾吐尽。脉来弦大数疾,右关坚劲,直冲寸口,左关大而加劲,危殆至斯,非厥脱而何。余思良久,此非大清营热,泄其风木,挽留欲涸之阴,犹虑勿及,何暇顾其腹之胀不胀耶。方用羚角、西参、鲜地、元参、龟板、旱莲、石决明、钩藤、阿胶、菊花、川连、枇叶露、仙夏、金箔。次日即能乘舆而来,视其面黄浮肿,尤甚于昨,气喘略平,头痛眩晕皆止,而胸痞小腹胀满,并不少减,惟按其脉数易减,仍与养阴潜阳,方为西参、鲜地、龟板、牡蛎、旱莲、阿胶、决明、菊花、竹茹、橘皮、旋覆、代赭。次日其母来告,服是药片刻后,腹作痛,愈痛愈紧,几至昏厥,当痛不可忍之际,下部突下一物,取视则如猪之网油,又杂紫黑血,其痛遂平,特神色更危,促余速诊。神果惫,面㿠白,极形浮肿,呻吟不止,自汗心悸,加以妄语,气逆痰升,胸次痞塞,躁乱非常,浆水不纳,强进必吐,舌白色枯,有微薄苔,颇极险笃,举室惊惶。余切其脉虚大,按之弦劲,细之,言其能下楼,胃开力亦渐复矣。

按此症初误于半产,继误于作妊,致厥后转辗凶危。设使病家不甚坚信,或值有余之家,得此一症,安有不作风潮,亲朋满座,聚讼纷纭,非延聘多医,即祷神卜巫,遂使病家歧路亡羊,空唤奈何,今病已就痊勿论矣。第其所下非坏非块,又非血质之所结,形似网膜,然则究不知为何名,若云网膜,亦不明其何由而来,殊难索解,敢质医林诸君,共研究之。

本报医案程式,分病源、病状、诊断、疗法、药方、看护八类,去年夏由会长何廉臣君演说,经全体会员赞成,早经公认,故本报逐期排列,悉照此式。今金君别出体裁,未免与本报形式参差,下次如承惠稿,务请降格相从,至辨症之精细,方案之明通,识者自知,不待本会同人赞扬也。

绍兴医学会同人公启

(《绍兴医药学报》1909 年 6 月)

答章吟絮女士问母崩漏症治法

胡天宗

令萱寿,近六旬,体素弱,更操心,时常腰酸头目晕,是必肝肾虚。因茹素长斋三载,血肉无以滋形,固知脾阴气薄,精气神三者不足以同论。《经》

云女子七七任脉虚，太冲脉衰，天癸绝，地道不行。七七之后天癸当绝，何得遽有崩漏哉？《经》言阳之气，以天地之气风名之，天以五行化五气，以生寒暑燥湿风；人有五脏化五气，以生喜怒悲忧恐，顺之则血气温和，逆之则血气撩乱，悲哀太甚，则胞脉绝，阳气内动，发为心下崩。《难经》曰：膻中即胞络也，为喜乐之司，欢乐则顺，悲哀则逆。有郁久不能自节，扰动五志阳升，各经之气皆逆。《经》谓郁极乃发，又曰火郁之发，林木流津，崩漏之作如影随形，即此义也。奇经乃肝肾主司，冲脉隶乎阳明，虚则脉不固摄，以阴在内，阳之守也。因大风倒墙而受惊恐，忽下血如崩，一时被惊，损伤心肝脾之气而崩决。《经》言惊则气乱，恐则气下，肝应藏血而不藏，脾应统血而不统，崩漏绵绵不绝有开无阖矣。柴君医学深渊，施用独参汤，继进补中益气可为善治。女士孝心一致，复征医界，足称孝行纯全，仆亦欣然借半刻之余闲，揣情谬答。症因大惊猝恐，由久郁气陷而致崩，当益气培阳，固摄下真，主治八脉大意，拙妄煎味，仍请也愚兄同志酌正。

米炒潞党参五钱，鹿角霜八分，酒炒白归身四钱，淮山药四钱，朱拌野茯神五钱，柏子仁三钱，生龙齿四钱，活磁石四钱，龟板八钱（三味俱轧细煎），土炒野祁术三钱，黑稽豆三钱，纯驴胶三钱，新会皮三钱，金器一具同煎。

（《绍兴医药学报星期增刊》1921 年 10 月）

漏为阳证，与李太素所谓"崩为急症，漏为缓症"绝对不同，其分辨究属然欤否欤

卫允如

凡治妇人经病，必先明冲任之脉。盖任主胞胎，冲为血海，阴阳和平，经下依时；如有偏伤，则不能约制，成为崩血漏血之症。夫崩漏为妇人经病中之两大证，请试举其脉证言之，即可明乎龚李二说之然否矣。龚云林谓"崩为阴证"，系指其阴经阴虚而言也。《经》云："阴虚阳搏，病则为崩。"再诊两尺脉微细而迟，则冲任之虚损可知也。《金匮》有云："妇人血暴下不止，少腹里急，暮即发热，手掌烦热者，温经汤主之。"再细考各家名论，崩证多由妇人悲哀，伤其

心脾；或肝气郁结；或行房不慎，阴虚火动；或风冷客胞中，脐腹冷急，汗出如雨，此皆崩为阴证之大略也。云林谓"漏为阳证"者，系指其阳气虚寒不能相维而言也。如《金匮》有云："寸口脉弦而大，弦则为减，大则为芤，减则为寒，芤则为虚，虚寒相搏，此名为革，妇人则半产漏下。"又云："妇人陷经漏下黑不解者，胶姜汤主之。"此皆阳不自振而为漏下也。而李太素所谓"崩为急证，漏为缓证"者，是从病之现象形势而言也。夫崩之为病，有暴下急迫之势；而漏下之证，则为阳明之气，不能维化脾阴，而中土失其主信之力，其血续断续来，或淋沥不休，论其病势，似为稍缓。然又有妇人怀孕漏血，则胎随血堕者，其势又不能谓为全缓矣。是缓之一字，未尽然也，不如云林辨证阴阳，较为切当。

（《医学杂志》1925 年 2 月）

妇人血崩及胞损之治疗

余　杰

窃尝考中医学术不进步之故，有谓墨守旧法所致者，有谓不涉《经》旨所致者，言之有理，语固不谬，然余以秘密二字，尤为中医进步之最大障碍。何则？天下事有公开而后有研究，有研究而后有进步，此一定之公例也。独怪世之一般时医，偶有心得，则非子弗传，非金弗治，噫以活人济世之道，而为居奇射利之术，医界前途，尚望其有进步耶。余家五世妇科，对于该科治疗，亦颇有经验，杰抱公开之主义，不敢自秘而蹈一般医生之恶习，兹将家父生平屡治不爽之症，略陈两条，借作研究之一助云尔。

（一）血崩

血崩一症，为妇女不可免之疾患。其原因甚多，大别之，可分急性的、慢性的两种，故治疗上亦有缓急之不同。慢性的治疗，宜探其病源，缓缓调治（例如肝经火旺而不藏血者，用加味逍遥散；思虑伤脾不能摄血者，用归脾汤之类）。此种慢性治疗，姑置勿论。仅就急性的治疗言之，夫急性血崩，突然大下不止，病人顿成贫血状态，其见症有下列数种：① 全身皮肤呈苍白色，而口唇指甲两处尤为显明。② 心虚志忑，四肢发麻。③ 眩晕耳鸣，间有不省人事者。④ 脉息现芤,或竟成消失之状。此种症象,危险殊甚,若不急为制止,而欲掌本求源,用药试病,恐一泻千里,难于收拾,生命之虞,在指顾间耳。治之之法,惟有大量收涩之剂,遏止急流,庶可取效当时,爰列处方如下。

潞党参,朱茯神,煅牡蛎,赤石脂,真阿胶,禹余粮,白归身,伏龙肝,醋煅陈墨(研末和服),陈棕灰(烧存性)。

若昏昧不省人事,先用秤锤烧红,沃醋熏鼻,以开其窍(但此时须将病者扶起,切不可平卧),须臾即苏。服前药崩漏渐止,然后于前方中佐补养之品,如怀山药、生地、炙黄芪、冬白术、远志肉、山萸肉之类,加减用之;末用八珍、四君之类以收功。如此接步调治,无不奏效,诚屡验试屡之方也。

(二) 胞损

妇人胎前摄生,产后调养,固不可轻忽,要知临产之际,尤须特别注意,保护得宜。故文明国家于妇人分娩之际,有专门产科医生为之保护,而我国往往以不学无术之稳婆充任之,为害之大,不可言喻。兹述胞损一症及其治疗法如下。

亲戚季姓,女,出阁两年,去春分娩,颇感困难,稳婆即施以手术,偶一不慎,伤损尿胞,产后体健如常人,惟小便淋漓,不能约束。经治两月,服温补之剂约二十帖,卒不效。延至夏历六月,来余家调治,家父用八珍汤、马勃、阿胶、黄丝绢、桑螵蛸等药,两帖稍有约束,十余帖痊愈。方中用黄丝绢一尺(至茧行或丝行中,择丝之黄色者购用),清水久煮,以物时时拌搅,至丝绢纤维完全溶化水中为度,然后将阿胶四钱投入,合煎溶化,即成一种黏稠之化合液体,将此液体和药中温服,功效甚大。并闻家父言,数年前有某姓妇,亦患此症,百药罔效,后服此方而愈,惟调治中须常静卧,不可劳动,否则奏效极迟云。

杰按:阿胶与丝绢同煎,大有至理,盖丝绢煮烂,借纤维以补膀胱,得阿胶化合,则纤维有黏稠之性,补时不易脱落,膀胱破裂处有所凭借,则其自身之黏膜浆液膜等,即可渐渐生长,以补破裂。服大剂八珍汤,所以温补元气,助膀胱救济之力也。用马勃、桑螵蛸,取其收敛故也。至若丝绢之何以必用黄色,则吾不得而知矣。世有用猪胞煎汤服,可治此症之说,意在以胞治胞,理殊附会,似不足信。

余述斯篇竟,尚有一言为读者诸君告,古人凡遇一症,立方甚多,何者有效,何者无效,在有经验者早已胸有成竹,在吾辈新学,每苦不能决断,茫然无所适从,以病家作试验品,在所不免。以上两方,虽属平常,然屡试不爽,决非空言欺人之谈,读者幸勿忽诸。

(《医界春秋》1930 年 4 月)

血 崩 治 验

刘琴仙[①]

余族侄某,娶妻陈氏,新婚后九日,忽告血崩,乃翁来请发方,余疑其必有外因。惟其夫在当铺领工,本早已回铺矣,因诘乃父,究竟是何病因?答谓据妇人说系因月事初来。余疑信参半,月事初来,何遽血崩?姑以理中汤加黑荆芥、葵扇、灰温摄之。及夜后复来,谓前药无效,其人略有昏昧之象,又并有作呕,其同来之人,阴告之,谓系阴道被伤。吾急趦曰,固疑之,惟对乃翁不便启齿,致未一剂中肯。查其夫妇阳强阴弱,前数夕甚觉龃龉,望门休止,昨夕始开门揖之,遂批郄导窾,直抵黄龙,相与痛饮,而潮水忽至,妇初讳之,及至血大下时,始着人请伊母来,告之故。余得悉其情,遂改拟金匮温经汤,加黄芪、升麻,方中人参用北高丽代,服一剂即止,翌日遂能起于床。可知经方之取用不穷也。

(《杏林医学月报》1930 年 5 月)

崩 漏

时逸人

崩者,忽然大下,如山岳之崩颓。漏者,淋漓无常,如屋中之漏水。或先崩而后漏,为崩症之久延;或先漏而后崩,为漏久之转重。无论为崩为漏,总

---

① 刘琴仙(生卒年不详):民国时期广东韶关城区颇有名望的中医,于当地翁源开设中医诊所"乐善堂",与陈应期、张确余共同主办"翁源中医研究社"这一中医专门学校,于民国二十一年(1932)至二十二年(1933)主编出版第一、第二集《医学丛书》。

属虚症,但有虚寒、虚热之不同,兹分别如下。

一、虚寒之崩漏

[原因]体素虚寒,肾阳不充,因房劳之太过,或郁结之不舒,或用力勤劳,或感触风冷,致成崩漏病症。

[病理]崩漏病症,虽有缓急之殊,却无轻重之别,盖漏下则淋漓不断,血脉空虚,津液干涸,其所以有虚寒虚热之不同者。实以体质为主,譬如阴藏多寒之人,发现体中温度减低,四肢清冷,下痢清谷,肚腹胀起,饮食少纳,脉微欲绝,漏下不止等症,其致病之机枢,不外肾阳不振,中气衰陷之故耳。

[诊断]脉沉细欲绝,苔色白,而口中和,方为有寒之的据。

[症候]恶寒肢冷,或兼吐泻,口唇淡白,面无华色,上身冷汗自出,形脱气微,神识昏沉,有欲脱之状,五液注下,崩不止;若漏则淋漓不断,无休止时,劳动后则漏下更甚,或汗多神倦,亦有胸腹胀满,下血虽多,而腹仍作痛者。

[治法]温经回阳兼以止其崩漏。

[处方]炮姜炭钱半,山萸肉三钱,煅龙骨四钱,炒川芎钱半,炙甘草钱半,煅牡蛎四钱,当归身三钱,白芍三钱,炙黄芪三钱,潞党参钱半,真阿胶三钱,蕲艾叶二钱。

上方水煎服,连服二剂,崩漏如仍未止,兼服十灰散,或冲服棕皮炭三钱,寒甚加猛桂五分,胸腹胀满加枳壳一钱、郁金钱半、砂仁七分(加味圣愈胶艾合方)。

二、虚热之崩漏

[原因]崩漏病症,寒者少而属热者多,气虚血热者尤多。是殆因妇女体质多有血热、肝热之倾向。至古书言其原因,有谓肝不藏血者,有谓脾不摄血者,有谓元气太虚,不能收敛其血者。其实热在下焦,迫血妄行,有以致之。

[病理]中医以藏血者肝,统血者脾,而收敛其血者,元气为之主使。故凡崩中漏下等症,皆谓为肝脾之损,元气之虚。其实崩症之所以成,缘生产之后,子宫内遗留胎儿组织之膜络片等,经静脉吸收,因其膜片过大不能溶解乃停滞于内;感受烦劳忿怒之伤,及寒热之扰,皆足以促成子宫内血管破裂,以排泄此膜片外出,斯即崩症之成因。在诊断上辨别,虽寒热皆有,惟妇女多肝热、血热之体质,故热症较多,其漏下,亦因热在下焦,迫血妄行之故。

[诊断]脉弦细而数,舌赤,尖有朱点,为阴虚内热之象。

[症候]头晕心悸,腰酸腹胀,或两胁串痛,至暮发热,五心烦躁,夜不成寐。渐至津液干枯,精神萎顿,形体瘦削,漏下淋漓不止。若延至半载一年之久,其势则危(此言漏)。血液注下,势如泉涌,必致厥脱,或噤口咬牙,沉沉若睡,或汗如雨下,身热气粗,亦有下血虽多而腹仍作痛者。

[治法]急止其崩为主,佐以育阴清热。

[处方]煅龙骨五钱,大生地四钱,生白芍三钱,生龟板一具,煅牡蛎五钱,炒山栀二钱,青子芩三钱,生鳖甲四钱,真阿胶四钱,棕皮炭三钱,地榆炭三钱,血余炭二钱。

上方水煎服,连服二剂(新订清热固经汤)。

(节选自《医学杂志》1933 年 4 月之《妇科调经证治》)

崩漏之原因与治疗

马善征

崩漏者,非经期下血之谓也。夫月事上应太阴,下应潮汐,一月一行,经常不变;且血液循行经脉,环走全身,有气以护之,膜以隔之,络以通之;则血之崩漏,何由而发哉? 尝考《济生方》云:"六气不伤,七情不郁,荣卫调平,则血无壅决之虞;节宣失宜,必致壅闭,血遂不得循经流注,失其常度,故有妄行之害。"观此则知崩漏之发生,皆缘情志郁结,疲极过度,致荣卫不和,内伤肝脾。夫肝司藏血,脾司统血,肝脾失职,则脾不能统血于经,肝不能藏血于宫,宫不能传血于卫,以注血海,于是血不归经,阳络伤则血外溢,阴络伤则血内溢。崩漏阴络下损之症也,轻则淋漓不断,如屋水之渗漏;重则忽然暴下,如山岳之颓崩。崩漏不止,则气血枯槁,津液干涸,肢体困疲,形肉瘦削,或则有脱绝之虞,或则有损怯之害。治疗之法,顾可忽乎,斯当求其所因而治之,如审其冲任虚损,气不能摄者,宜大补元气,使气足则血自止;肝脾亏弱,藏统无权者,宜培补肝脾,则藏统复而血得约;若因郁怒伤肝,肝血不藏而崩漏者,则宜开郁平肝;积热灼络,络血不宁而崩漏者,则宜清热降火;或因跌闪内伤血瘀者,则宜活血去瘀;或因风热外乘迫血者,则宜疏邪泄热;此治法之大概也。总之崩漏一症,新发者其来骤,其治亦易;久延者其患深,其治亦难;而治宜注重补脾益气,以脾为生化之源,脾强则血自生,而气为血帅,气足则血自摄也。

(《中医世界季刊》1933 年 10 月)

血崩急救治验

李健颐[①]

黄妻怀孕九个月,因烦劳过度,子宫破伤,胎中血液霎时倾崩,连夜不止,神乱心昏,言语謇涩。其初尚能服药,连服归脾汤两剂,均无应效。天亮诸医毕集,议论纷纷,莫衷一是。余见此症,系劳伤胎室,血液倾溢过多,心血必与俱出,心血若出,神不守舍,所以神乱心昏,脉散无伦,此属急症。毫无疑义,急则治标,古之明训,正宜急于止血,血止之后,再图别治。某医不以为然,竟投归脾汤,冀可引血归原,独不思血液之倾,何能一致以使之归原哉。且归脾汤,功用只能引血统归于脾,是引血之缓治,非止血之急剂。急病缓治,匪徒无益,而反害之。故服归脾汤后,血崩益甚,燎原之势,焉能救乎。予见病势甚急,苟犹预延缓,生命立危,乃急用上海新亚麦角注射液

① 李健颐(1894—1967):原名孝仁,号梦仙,福建平潭人,近代颇有影响的医家,福建省人民政府第一批名老中医,历任福建省中医学院(今福建中医药大学)院务委员、福建省中医学会副理事长、福建省中医学院温病教研组主任、福建省人民医院内科及肿瘤科主任、《福建省中医药杂志》编辑室主任等职。家中三世为医,其父精于医术,从小受其启蒙,勤读中医书籍,随父诊病。后毕业于上海中医学校,奠定中医学理论和实践的基础,对鼠疫症有系统的研究,经多次试验,创立治鼠疫有效的"二一解毒汤",制成"二一解毒注射液",用此药救活不少人,编著出版有《鼠疫治疗全书》一书,于民国二十四年(1935)由上海中医书局出版,发行全国。

（ergotine）二公撮，于上腿外侧之皮下，注射二针，再用新亚浓康福那心一·一公撮，注射上膊，越数分钟，神醒而愈。继以十全大补汤，以善其后。因思此症初无危险，由于服归脾汤之缓治，致变重笃，可知医之缓治，尤甚于误治，可不慎哉。此亦可作前车之鉴。特笔于书以为自励。

（《医界春秋》汇订第八集第八十七期，1934 年 2 月）

妇人血崩证以温药治愈

陈莲峰

沙堤吴良者，其母年少守寡至四十余岁，忽患血崩，中西杂投，百无一效。闻余名乘舆来诊，其脉虚而带芤，兼见代脉，面色灰白，肢厥如冰。余曰：此证原可治愈，特资本太多恐汝舍不得耳。良曰：果有把握，无不听命。余即拟保元汤加附子、当归、白术、阿胶六汗久地，重者至四五钱，轻者亦二钱，另以鹿茸一两研末，作十次冲服。半月后颜色大好，而脉亦不停止，以当归建中汤加黄芪八钱，高丽二钱，服至二十余剂，饮食如常，崩亦不至，遂不服药。距至次年春间，木旺肝动又崩一次，再来就诊。余以养荣汤加鹿茸一钱，与服遂愈，仍令间服黄芪建中汤加川椒，自此病不复作矣。

（《医学杂志》1935 年 4 月）

月　经　病

崔勉斋

敬启者，敝友之妻，曾生六子，年已四旬。自去夏至今行经，由十渐增至二十日，经前腹痛拘滞，大便不通，经来，腹肠虽通，而腿足发肿，行动迟滞。经水系淡红或黑紫色，带蝌蚪形之血块，且有红白色之肉片少许，四肢肿甚，每日到子午两时，则气短头晕，耳鸣眼黑，精神毫无。虽服参芪及去瘀生新之药，亦未见大效，近服甘遂利水之方，肚腹之拘滞虽少减，而他病则仍旧也，敬乞。

赐一良方,起此沉疴,吾辈实感戴无既矣,并请撰安。

读者崔勉斋敬启

四月廿五日

覆

勉斋先生:

令友之夫人,产多血衰,经水自不能应月而至。经前腹痛,则为气滞;经后腿肿,则为血虚;经水淡红,血衰虚寒之明征;紫黑成块,停滞日久之现象;子午两时,神衰气短,显为任督之两损。任统诸阴,督率诸阳,亦犹天之子午也。当以任督并调,兼养血理气为治,姑为拟方如下:

龟板胶,鹿角胶,大熟地,白归身,杭白芍,人参须,女贞子,旱莲草,茯苓,牛膝,鸡血藤膏,制香附,甘杞子。

(恺)

(《光华医药杂志》1935 年 5 月)

血崩证状与治疗

顾品儒

(1) 病状:卒然尿血,盈盏盈盆,夹紫血块直下,病者昏晕,面白肢软,甚则流血不止而死,(若小出血则谓之漏,不在本题范围,内容另论之)其前驱症大概为胸闷体热善怒,或经来渐多,此时一般人均容易忽略。

(2) 病因:可分三种。① 内因:七情不节,都有成本症之可能,以忧郁为最甚,性情之暴躁者,更易促成之。② 外因:天气过热,或骤热,妇人之体温素高者,最易罹此,故血崩之见于夏日者,实较他季为多,至冬日则绝无仅有。③ 不内外因:如产后日数不多,生殖器部尚未复原,即纵欲行房,及妇女跌仆,亦有成本症之可能,此三因为事实上常见,若问何故此三因能成本病,则须另研究矣。

(3) 治疗:亦可分为三步骤。① 止血:血崩之来,犹如山崩,其势之猛,可以想见,则施治时第一步当先止其血。唐容川所谓留得一分血,即保得一分命,虽明知止血为治标之笨法,然际此存亡危急关头,若徐图其本,则血将不流尽而更危殆乎?止血之主要药如:蒲黄、藕节、茜草根、茅根、侧柏叶、京墨、棕皮之属,均是,如仍不止,急取独参汤与之,惟止血药须用至血止即止,不可过剩,恐瘀血停滞而变生不测。如病势较轻,则可于止血药中,稍加祛瘀之品。② 行瘀:血既非自然制止,则不免有离经之血,停瘀于内,若不使去,必致大患,且瘀血不去,新血难生,故第二步宜祛瘀,药物如桃仁、丹皮、红花、赤芍、元胡、三七、灵脂等,可加和血之品同用之,血止瘀去,乃无大患,进至第三步之疗治法后,健康乃复。③ 养血:凡病后必羸弱,况大出血之血崩乎。若不加以调养,则患者虽能起床,而贫血病成矣,于是种种亏弱症毕集,至此乃生气全无,皆病后不知调养故也。我侪为医者,即抱济人之旨,于此点当不可或忘也,夫血崩所失者为血,则调养时亦惟补血,十全大补汤为补气血之妙方(血虚气未有不虚者),惟肉桂辛热,似不宜于失血之人,可去之。至其致病之因,亦须顾及,如内因者逍遥散加养血之品,亦甚对症;外因者,须于养血方中,加以凉血之品,如生地、玄参等,不内外因则十全大补汤可以多服。若有兼症加兼药,是则在临床上酌量可也。

二四,六,于中院

(《光华医药杂志》1935 年 7 月)

血崩病论治

陈士任

《经》云:"女子二七而天癸至,任脉通,太冲脉盛,月事以时下,故有子。"盖妇人月经,一月一行,故谓之信潮,不能愆期,譬如日中则昃,月盈则亏也。

夫冲为血海,诸经之血,皆贮于此。若肝脾统藏失职,任带不能约束,所以不按经期而崩漏直下,少者名曰漏下,多者名曰血崩,亦有经行直流不止者,亦名血崩。此病古人名曰崩中者,以血为中州脾土所统,脾不能统,致成斯疾,因其病源起于中州,故又名崩中也。

盖妇人之身,有余于气,不足于血,性多沉闷悒郁,久则肝脾两伤,气血乖违,脾气下陷,挟肾经湿热,迫血直下,治不得法,经年不愈。阴虚生热,脉多弦或芤,血色鲜红,治宜归脾汤以补血调气,统血归经,气足则自能摄血。再加阿胶、丹参、丹皮等,滋阴清热,阴气渐充,虚热自退,再进以建中固下,缓缓调理自愈。

再有肝火妄动,木乘土之血崩证,脉必弦数,人多头痛善怒,口苦目眩,胁腹胀痛。盖血属阴,静则内荣脏腑;动则错经妄行,治宜加味逍遥散,抑肝退热,肝气平则血自归经矣。又有瘀血为患,须参以失笑散之类;以破瘀,瘀去则崩止,而新血自生。《医贯》云:心主血,脾统血,肝藏血。凡治血论,须按此三经用药,方能中的。

崩下日久,自漏淫浊,髓液枯竭,面目浮肿,气息粗促自汗,脾气渐绝,肾阴愈耗,药石难治,故妇人对于经病,须注意调治,否则后患极重,慎勿迟延遗误,致成痼疾。余于诊病之际,每遇妇人,多隐讳不肯相告,医者须于四诊之中,细心诊察,研究推求,不可疏忽,方不致误。病者诚能戒忌生冷,节制嗜欲,何患疾不能愈,治不见效哉。

(《光华医药杂志》1935 年 7 月)

闲 话 血 崩

陈问天[①]

血崩,妇女病也。轻者,淋沥不止,俗名为"漏";重者,类水决堤,俗名为"崩"。实"子宫出血"也。此症多发于体弱之老妇,半老徐娘则次之,少妇罹此者,十七八于产后期。

其为病之来也骤,得之"产后期"者,较诸平居为剧。失治,必陷于急性贫血,以有生命丧失之危。治之不当,虽取效于一时,其后一遇"不慎房帏""劳力闪跌"诸诱因,势必卷土重来。竟有延长至三年五载,不能澈根者。

溯其原因,旧有谓"冲任损伤""忧思伤脾""中气下陷""暴怒伤肝"诸谬

---

① 陈问天(生卒年不详):名维侬,字独醒。

说，而肤浅者流宗之焉。张仲景《金匮》，此病名初无有也，后世注家，强指《妇人杂病脉证并治》篇中之"问曰：妇人年五十，所病下利数十日不止，暮即热发，少腹里急，腹满，手掌烦热，唇口干燥，何也？师曰：此病属带下，何以故？曾经半产，瘀血在少腹不去。何以知之？其症唇口干燥，故知之。当以温经汤主之"。及"妇人陷经漏下，黑不解，胶姜汤主之。"两说为"漏下崩中"之征。李诶辈持之最烈，牵强附会，非定谳也。

朱丹溪则谓："血崩者，有因劳损而致者，有挟热者，有挟寒者。"皇甫中深信之。然而"劳损"是矣，谓为"劳损冲任"则不可，若"挟寒""挟热"，余更掩耳厌闻之。求其奄有众长，别有心得者，舍傅青主无有能驭之者。惟其说除论"少妇血崩""年老血崩""产后血崩"为"不慎房帏"外，尚有"火盛动血""肝气郁结""血海太热"诸说。余亦期期以为不可，况所谓"不慎房帏"，亦不过此病之诱因之一耳。

其正确之原因，平居而得者，其人必身体衰弱，而患"子宫病"，如"月经困难""子宫前屈"或"后屈""输卵管闭塞"等，偶因"剧力运动""劳力闪跌""不慎房帏""手淫"即能诱发此症。得之"产后期"者，多由助产医师及稳婆于"第三级期"不善料理，致"胎盘""卵膜"之碎片，遗于"子宫腔"，或胎盘位之血块及死组织块分离，以有此患。亦有"子宫差位""子宫力收缩不全"或患有"纤维肿""瘜肉性肿瘤""腺肿""癌肿""子宫内膜炎""妊娠性肾炎""膀胱"与"直肠"过胀，均能令"子宫出血"也。

处置之法，非余过誉新医，平心论之，国医实难望其项背。盖其临床时，有器械为诊断助，可以探骊得珠，一索即知其病原何在，非若我国医界少数"头巾气"之"守旧派"，及皮毛之士，一参三指之禅。张则曰："此'冲任损伤'也。"王则曰："此'中气下陷'也。"李则曰："此'忧思伤脾'也。"赵则曰："此'暴怒伤肝'也。"阿猫曰："此'挟热'也，宜凉其血。"阿狗曰："此'挟寒'也，宜温其经。"a曰："此'火盛动血'，应'补阴泻火'。"b曰："此'肝气郁结'，应'开郁平肝'。"c曰："此'血海太热'，应'滋阴降火'。"无医药常识之病家，未尝不认其为"至理名言"，其实拾人牙慧，欺人自欺，吾人苟一施女性生殖器诊查法，此种"荒"天下之大"谬"之理论，俱应倾入"垃圾箱"中矣。值此之由，遂令国药中治崩之特效药,无用武之地。余书至此,能不慨然。然而此固由若辈墨守成法,粗尝浅涉者流,仅知死于句下有以致之,亦未尝非一般"假道学"之病家,以为患在隐处,不能打破羞耻观念,举以示人,使医师不得不如此草草,此余不能不为病家咎。

夫新医对血崩之诊断,既较我国医正确矣;而"阴道强栓塞""子宫扩大"及以"无菌纱"或"倭朵仿纱"塞入子宫等手术,似嫌过于"蛮干";注射"麦角",内服"麦角"虽确有特效,而流弊又多,亦难谓为尽善也。总之,临床之际,必先有详密之诊断,然后始可知其原因,既知其原因矣,则施行原因疗法。尤宜先进止血剂(作者自注:国药止血剂甚伙,临时应加选择采用,不可执一),血既止;而出血创口,最易招致细菌,须以手指或刮匙,除去"子宫腔"内之血块,及"胎盘""卵膜"之碎片;然后以已灭菌之热水,注入子宫涤之。如出血之创口大,可施用手术缝合。否则听其自然,嘱患者注重清洁可耳。患者于此,应绝对安卧静息,饮食尤宜摄生。余往往见诸病家,恒谓此病由"劳损"所致,动辄以荤腻之品,如鸡肉、鸭肉、猪肉、猪肾、猪胃、猪肺等,如过屠门而大嚼之,且曰"此补品也",以此而偾事者,盖比比也。庸人误事,令人痛心,兼志之使若辈知而有所劝焉。

(《医界春秋》1936 年 1 月)

妇人血崩其巅顶痛说[①]

陈钟莲

医药之道,上工治未病,其次则必察夫病之深浅,识夫病之部位,然后可以扶危救急,而肆应于无穷。夫所云识病之部位者,非头痛治头,脚痛治脚之谓也。有上病而下取,有下病而上取,以及治此经而通彼经者。此其故,吾于妇人血崩其巅顶痛而得之。夫妇人血崩,病在下者也,而巅顶痛,则其上有病焉;巅顶痛,病在上者也,其症为血崩,则下亦病焉。所谓上病下取,下病上取

---

① 本文为陈钟莲遗著,其孙男芝高代为录寄。为文体统一,作者栏相关文字予以删除。

也,而余更有说焉。夫心生血,肝藏血,脾统血,推而等于肠胃肺肾,非血无以滋荣,血崩则奉藏者少,为脏腑之病者有之。且也手受血而后能握,足受血而后能步,人之一身,莫不借血以持行,血崩则各其养,为筋骸之病者有之。又况冲为血海,诸经之血,皆集于血海之下,平时之不崩决者,全赖带脉为之约束,任脉为之担任,督脉为之拥护,维脉跷脉为之维持,血崩则各失其司,为诸脉之病者又有之。今皆不言及,而独言巅顶痛,其故何也。考之《内经》"阴虚阳搏谓之崩",阴脉不足,阳脉有余,冲任之火,无所收摄,故崩漏。初未闻有巅顶痛之说也,惟寓意腹载治吴添官乃母一案,名曰厥巅疾,厥者逆也,气与血俱逆于高巅,故脑间常痛,然亦非为血崩而言。不知肝为血海,其脉行于巅顶,血崩则真阴脱于下,孤阳浮于上,故巅顶痛也;又肝脏魂,血崩肝虚,肝虚则魂升于顶,故巅顶痛也。《经》曰"搏阳则为巅疾是也",设不明此义,执头痛治头,脚痛治脚之说,下病则补下,不无顾此失彼之虞,上病则攻上,更有逐末忘本之虑。譬犹水也,堤防一决,泛滥奔腾,设欲止其流,而不先浚其源,吾未见其有济也。故善治病者,必审夫阴阳逆从之理,盂圆则水圆,盂方则水方,任病百出其变以相试,我亦百出其方以应之,或从外以及内,或从阳以引阴,血脱者或调其气,而血自归经,上痛者或滋其下,而痛自平复。不然,血崩之症多矣,巅顶痛第一端耳,巅顶痛之症众矣,血崩亦其一事耳,又何必特揭之日。妇人血崩,其巅顶痛哉,吾故曰:"有上病而下取,下病而上取也"。

(《杏林医学月报》1936 年 6 月)

妇女血崩危症之治验

杨新华

我在客岁(廿四年)仲春,治愈一个女子血崩危症,颇有记载之价值。缘血崩为女子常有之病,重者治之稍迟,或治不得法,往往玉碎香销,死于非命,抛失弃儿,洵可哀悯!轻者迟治误治,亦能转重转危。故我对于一切血证,精益求精,尤其是血崩一门,非常研究。廿余年来,凡遇血崩之症,不论轻重,治之颇称顺利。兹所欲记之血崩治案,病势尤觉险重云。病者杨秀鸾,年四十三岁,我之从姑母也;适新享乡新寨村陈逢吉文为妻。素体虚羸,数年以来,尝经有妊而胎坠者二次,我每劝其多服双补气血之药,以冀恢复健康,假若再受孕时,更宜按月裁方服药,以为保胎之计,庶可无虞陨坠。顾我劝之谆谆,她却听之藐藐!迨客春二月,她因操作太劳,伤胎腹痛(怀胎已近七个月),她竟误服万金油多量,以图止痛,遂致胎坠血崩。她的丈夫,径请西医某君,为之注射止血,兼服药水,讵料血止不及一二小时,依然崩溃如故,继续注射多次,终告技穷。迟至翼晨,血崩愈剧,险象环生,始改聘我图救治。此时呕哕频频,神倦声低,心跳耳聋,虚晕欲脱;面反微赤,舌干反燥,脉象反浮大有力(此非火之实,乃心脏之兴奋,大气之紧张,所谓见寒假热,大虚有实象也),而血出源源,仍不少歇。病家一面延我诊视,一面预备不测之事,请新女婿,召新嫁女(其次女嫁下寮村,仅二个月),危可知也。我诊断后告病家曰,病虽免危急尚有生机,不过药须重方,法勿守常,治大病须用大方,出多血须用多药。爰拟一方,雄师急起,大补大温,大封大固,填屡溃之堤防,挽欲倒之狂澜。

花旗参六钱,炒党参一两二钱,炙甘草七钱,大北芪一两,大当归一两二钱,熟地黄两半,赤石脂两半,川杜仲一两,于白术六钱,炮黑姜二钱半,山萸肉七钱,生龙骨一两,生牡蛎一两。

水七碗煎成四碗,每次饮三四分,分多次与之。服后血崩渐少,神气渐安,此剂服完,血崩已止。是晚煎渣再服,明早延我再诊,险象多已告退;惟觉神倦畏寒,食谷欲呕,脉象转为芤迟,而溲溺之时,血仍随溺并流,是崩症告愈,转为漏血慢病也。仍为守用前方,删去熟地、炙草,加入吴萸、焙附、阿胶数味。

翌日再诊,漏血亦止,人已向安。仍守前方,且照从前重量,惟略进退一二味而已。如此日日诊视,略改药味,而重量未敢稍为减轻。计六天共服六剂,总重七十余两。至第七朝,就改每剂为五六两,半月之后,始改每剂为二三两。更方多次,方多不克备录,大意双补气血,坚固管壁者近是。调补四十余日,健康胜于从前,不特病家喜出望外,我亦觉得其乐陶陶也!然我还要补些闲文,血崩之病,有因外感,有因外伤,有因瘟疫,有因热迫,有因多欲,有因怒气,有因虚寒,有因劳倦。是故执我此法,以统治一切血崩症,谓之胶柱鼓瑟。讥我此法,为偏尚温补止涩者,谓之吹毛求疵。而彼不分皂白,刻舟求剑,单借收敛血管一二术,以统治一般血崩者,遇症之轻者或有效,过病之重者,岂不误人也哉。

(《光华医药杂志》1936 年 6 月)

月经过多以及不止的新研究

姚子让

在女子生殖器成熟时,卵巢里的卵珠,每约四周期必成熟一次,当排卵的时候,卵巢滤泡增大,刺激其下腹部交感神经,由反射性使盆骨全体充血,于是遂有子宫出血,谓之"月经"。月经与别种血液不同,且有不凝固的特性。其质:即由子宫毛细管之血液,与子宫黏膜所泌之黏液混合而成;来潮时的持续日数,虽因人体的各有不同,普通自一日至八日,在三日至五日间者为最多;至于出血的全量,大凡九十克至二百克,平均为百克。倘使出血过多,以及断续不止,二者均为病征,而非生理上所应有的现象。

月经的过多和不止,以局部的原因,最要者为内膜肥厚充血,而子宫黏液息肉,尤足致出血过多。倘素有子宫实质炎之妇人,因手淫或其他不正之交接,都有发生本症的可能性。若无其他局部原因,往往有大出血不止者,大都因于感冒,或精神及身体激动后所致。其次脂肪过多症,亦为本病原因之一。

关系本病的原因和症状既很多,治疗的方法也很复杂,所以治妇女月经病,往往由妇科专门家担任。在中医书籍上所说:"妇女经水过多,大抵责之血热,血热则妄行;其经水续断不止,大抵责之气虚,气虚则不摄。"倘依生理上的解剖,简单些说,大概月经过多症,乃属于血液从内膜渗漏太旺盛,月经断续不止,由于子宫的内膜不易脱掉,而且脱掉后新的内膜不易生长所致。盖月经未来之先,卵巢、输卵管、子宫、阴道等生殖器官,都充满着许多血液,因此子宫内膜,成为肿胀而加厚,粗壮而柔软,使血液从内膜渗漏,同时子宫的内膜,也就脱掉下来,因为子宫既然没有了内膜,所以出血不止,成为月经的来潮,但过了几天后,出血已完,血液也减少,子宫内新的内膜,也生长起来,恢复原状,则成为月经停止,从这点上看来,那就可以明白的了解。

至若治疗方面,中西医确都有相同和合理的地方。譬如西医治月经过多症,或用白胶,使血液凝固,或用钙剂,使血管壁致密不得渗漏,或用子宫收缩剂,使血液止流等法。而中医治疗,每用凉药止血剂,如丹皮、白芍、阿胶、棕榈之类,这是根据血热则妄行和增加血液凝固性;或加以牡蛎止涩,因其含有钙质,所以有致密血管壁的科学医理的特效;倘于月经断续延久不止,中医更有用黄芪的补气摄血,按黄芪应用于外科,因其长于排脓生肌的力量,今用于月经症,使子宫内膜迅速脱掉,生长新的内膜,使经血停止。此国药之所以神秘,中医所以特长,就在治疗上处处能够合于科学的原则。

(《中医世界》1936 年 9 月)

血 崩 之 研 究

会 一

血崩一证,来势每甚仓猝,若不急速治疗,恒有气随血脱之虞。查此症之原因,虽有虚实寒热之不同,但总不外乎血瘀。盖瘀积日久,不得宣通,故有崩溃之患。沂西有李化玉者,专医妇人血崩,其法秘而不传,用者辄效。后其子妇患血崩,自医无功,延余往视,余询其所服何药,彼恐余之药,与其自服之药相反,不敢隐讳,遂以实告,乃一味草三七也,其法以草三七连根叶捣碎,加红糖冲服。余曰:尔之方,所以有效,在于能活血,然尔子妇去血过多,四肢逆冷,非但活血所能奏效,为虞方用参、芪、炮姜、当归、阿胶之属,一剂而四肢温,血少止,又服数剂,虽精神大复,而血未全止,加入茜草、红花、川芎、地榆等始愈。茜草、红花、地榆等,亦不外活血止血,亦草三七之意也,若不用此药,而用草三七,谅亦必效。惜李君不明病理,不知因虚实寒热而酌为加减,是以不能愈其子妇之疾。然草三七能治血崩,固确切无疑也。

(《中医世界》1937 年 7 月)

血 崩 案 验

吴文尧

旧年暑假,余适从杭州返东阳,不数日距故乡数里,有友人奚君来访,言其内人周氏患血崩症,已二旬有余,经数医治疗,均告罔效,痛苦异常,而奚君因余知医,邀往诊治,兹将诊治验案详述如下。

周氏,现年五十,体质素弱,诊其脉象弦数,苔黄白而干,经事淋沥如崩。色鲜红,饮食不纳,面无华色,形色瘦削,余观其症状,崩中虽是血症,而实则由于气虚也,盖气为血之先导,血乃气之依附,气行则血行,脾虚不能统血,更兼积热在里,迫血妄行,以致淋漓如崩,余随拟方以大剂胶红饮与服一剂。

阿胶一两(米拌炒成珠),全当归一两,西红花五钱,冬瓜子五钱,新会皮三钱,紫丹参三钱,北沙参三钱,绵黄芪三钱。

方义:阿胶甘平,清肺滋阴,潜伏血脉,与米拌炒,以益太阴脾土。以全当归之甘温生血和血。佐以紫丹参,西红花之甘温去瘀生新。冬瓜子、北沙参之甘寒泻其热而清肺火。新会皮,绵黄芪之辛甘益其元气,而壮脾土,使脾能摄血也。

翌晨,奚君又来邀往,诊其脉,颇有起色,血行骤减,余因周氏平日情志抑郁,所以仍将原方加以白芍药、女贞子,以白芍药之酸寒抑其肝木。女贞子之甘寒益其肝肾,令服二剂。

隔数日,余应李君之请,途经奚君宅前,故乘便入门探望,见周氏面呈红色,据周氏言:二剂服后,其效神速,血崩尽止,诸恙霍然,现饮食如常矣。考胶红饮治血崩确有奇验,余曾将此方治血崩者多人,均获奇效也。

(《现代中医》1937 年 5 月)

女科血寒络热崩漏证

张相臣①

病者赵右,年三十六岁,寓天津法租界同善里丙子年十月初五日诊。

症象:素壮健,行动操作饮食照常,无羸象,血分时多时少,或崩下,或漓淋不止,少腹或微痛。近日,血分大下,脉沉迟而涩,显于两尺。

原因:不节房事,伤及冲脉,瓜果冷食,有欠卫生。服他医固经丸,滋阴凉涩血下更多。

诊断:漏血已久,体虽壮而气不摄血,尺脉沉分迟涩,显系冲脉虚寒,络有虚热,血室有瘀之征。

疗法:遵仲师《金匮》黄土汤法,假温脾而温冲脉,热则流通,瘀滞借或可下。加以柏叶、竹茹,可清络热,炙芪、棕炭、炒蒲黄,提气以止新血,庶可有济。

处方:干地黄四钱,黄芩钱半,土炒白术三钱,附片二钱,炙甘草二钱,贡阿胶三钱(研末分二次烊化),炙箭芪四钱,炒棕炭三钱,炒蒲黄二钱半(布袋煎),炒柏叶三钱,青竹茹三钱,灶心土两半,熬水煎药。

再诊:昨方一剂,分二次服,脉渐缓和,十服药后,血下而有黑紫块二枚。现已血分渐少,但觉身软无力,胸心微有烦热。似宜清补养血,益阴四物去芎法。

再方:当归身三钱,九蒸熟地三钱,白芍药二钱半,潞党参二钱半,云茯苓三钱,炙粉草钱半,炙箭芪三钱,贡阿胶三钱(研钱,二次烊化),鸡血藤片四钱,炒柏叶二钱半,带心大麦冬二分半,青竹茹二钱半。

效果:再方稍有增减,连服四剂,血止气充。嘱以鸡蛋、腐浆、芋头、鳆

---

① 张相臣(1867—1955):即张树华,一名树筠,字相臣,原籍河北青县。张相臣幼习医道,21岁开始坐诊。1918年,张相臣被聘为冯国璋代总统府医官。离任督署后,张相臣游历四方,与名医研究古今方剂,后在天津紫竹林开设诊所"蘡薁轩","贫不计谢,救人甚伙"。又积数十年经验,写成《蘡薁轩丸散真方汇录》(现藏于苏州图书馆)。1932年,张相臣在当年社会刊行的诸多《达生篇》中,选择他认为最实用的一部,加入按语,结合临床实践讲解,撰成《张相臣增按岖斋居士原本达生篇》。

鱼、海参、羊肉等滋补食品，注意卫生而痊。

（《国医砥柱月刊》1937 年 1 月）

妇科血崩经漏经验录

刘宝琦

　　妇人崩漏，先贤论治不一，按古方有效者少，不效者多，皆属于揣度，立论立方，并非实地经验，按血崩之崩字，总因肝不藏，脾不统，因冲任二脉受伤，暴注于胞中，胞中满若涌泉之流，系血海崩溃，为崩中，缓则三五日，急则一二日，将全身之血脱尽，元气亦随之而亡则死矣。是症不论因寒因热等症，治宜固元气止血为急，从标急先治标，本急先救本之法，妇人之血，若灯中之油，油尽灯灭，血尽人亡，固元补血若添油，止血若补漏，如有他症以末治之，按经漏之漏字，若瓶漏、屋漏淋漓日久不断为漏，病因与崩相似，崩症、急漏症缓，老妇不宜行经而经来不断，名曰倒开花，以上三症，须要固胃气为主，调补肝脾二经，气郁兼顺处，血瘀兼行，瘀病自愈也。

　　按崩漏之病，先因思虑伤脾，恚怒伤肝，冲任二脉虚损，冲任二脉为经脉之海，同起于胞中，是经既病，再感六淫或七情，劳役过度，起居不时，复伤是经，以致崩漏病矣。若将溃之堤遇水则崩，渗漏之屋连雨滩塌也，因风寒者，用药不宜发汗，因伤热也，用药不宜寒凉，血既脱亡，热亦虚热，总宜温补，人参甘温，甘温除大热及除虚热也。余治崩漏之病，十年间治愈一百五六十人，颇有经验，所用之方如下。

　　固元止血散，症急用汤药，一时来不及者用之。高丽参二两，健黄芪二两，当归头一两，旱三七五钱，京墨炭二两。共为细末，每服三四钱，用白沸水送下，如不止停一小时再服之，连服数次，以血止为度，多服有益无损也。保元止血汤，治血崩专方按症加减，屡经屡验，高丽参四五钱至一两，当归头一两，健黄芪一两，熟地一两，川续断二钱，阿胶四钱，棕皮炭三钱，侧柏炭三钱，地榆炭三钱，芥穗炭二钱，蒲黄炭二钱，粉甘草二钱，水煎服。若有力之家再加旱三七二钱头末，用前药煎汤冲三七末服之更妙。

［方解］人参大补元气有阳生阴长之特效,归芪补血固脱,熟地补肾培先天之本,乃补血之神剂,续断滋益肝肾生新行瘀,阿胶养阴清虚热补血止崩,三七生新消瘀止血之神药,诸炭收缩血管,均有止血固涩之能,甘草协和诸药,共成保元止血之功。余治血崩用此二方,屡经屡验,百发百中,不敢私秘,借贵社传扬于天下公用,天下妇人不致因暴崩而死矣。

(一) 先贤治崩漏之谬误

先贤治崩漏,曰风冷而病者,手足寒,余曰手足寒,未必是风冷,系血亡阳气随亡,达不到四肢之故。既曰风冷,又非直中,若直中三阴,寒主凝滞,何致于暴崩不止? 若是风寒外感,当有三阳之表症,身热、头痛、恶寒,何致于手足寒? 既非表症,治法用五积散,原方:白芷,麻黄,川芎,白芍,当归,苍术,肉桂,茯苓,厚朴,干姜,枳壳,半夏,陈皮,甘草。血亡不救,反用些表散何也? 又曰因热而病者,四肢温脉洪,余曰四肢温未必是热,血属阴,阴虚阳旺,脉洪必无力,明系虚热。若脉洪有力,系阴亡阳独胜,亦难治也,按虚热当用参芪温补,反用四物汤加苦寒的黄连,表散的柴胡,四物汤乃肝经调血之平剂,非心经生血之主方,暴崩之症,非参芪难救脱亡之血,四物汤不济于事也。又有曰因热者,用凉膈散,膈热大便秘,吐衄可暂用,止崩者非。原方:大黄,黄芩,朴硝,栀子,薄荷,甘草。不救血亡,反去凉膈,系促其速死也。汗多亡阳,下多亡阴,暴崩之症,阴亡阳随亡,用麻黄、苍、芷发汗,用大黄、朴硝攻下,如贫人遇盗劫,投井不提救,反投之以石也。

(二) 先贤合理的崩漏论治

妇人冲任二脉,为经络之海,外循经络,内荣脏腑。若阴阳和平,经下依时。若劳伤不能约制,则忽然暴下,甚则昏闷。脉小虚滑者生,脉大紧实数者死。脉迟者生,急疾者死。数小为顺,洪大则逆。治法当补脾胃为主。因脾虚损不能摄血者,用六君子加归、芎、柴胡;肝火妄动暴崩者,用奇效四物汤;肝经风热血妄行者,用逍遥散,或小柴胡汤加栀、芍、丹皮;若怒动肝火血沸腾者,亦用前方;若脾经郁结而血不归经者,用归脾汤,加柴、栀、丹皮;悲伤胞络而血崩,用四君子,加柴、栀、升麻。东垣先生云:凡下血症,须用四君以收功,若大吐血、血崩亡血特多者,毋以脉论,急服独参汤救之,用人参一二两煎汤服之，服后鼻上浸浸有汗，或全身有汗，大睡不醒，不可惊动，系元气来复也。若潮热咳嗽，脉数者，乃元气虚假热之脉，当用人参温补之。此等症候，无不由脾胃先损，故脉洪大，察其有胃气，受补者可救，余曰服参芪和平，不呕不吐、不增痛苦为之受补，否则为不受补难治，万不可用寒凉止血之药，复伤胃气，反不能摄血归源是速其危也。血崩之症，用温补止血者，十活八九，用寒凉止血者，十人难活一二，总因热，用十分温补不过少佐清凉可也。

（三）血崩用诸炭药止后仍死说

妇人血崩，血亡气随亡，在气血将尽时，用诸炭药，下喉则止，岂不知血剩二三分，易涩易止，总血止住，急接服参、术、归、芪等药，大补亡失之血。若以为血止病愈，症虚蜂起，难免死也。

（四）血崩元气将亡服升麻、柴胡暴死说

血崩不止，血亡元气随亡，此时所存一二分之气血，人尚未死，补中益气汤不可用，是汤治阳气下陷，若血崩仅剩一线元气未亡，若用补中益气，内有升麻、柴胡，升提之法，若拔苗断根而死也。人之阴阳二气，根蒂在肾，肾乃先天之本，阴阳将断，再用升提，系中气与肾气断绝，不死何待。诸位不信，请试煤油灯，油尽将灭时，卷一纸桶，接灯罩上拔之，立刻则灭，是其验也，经血崩漏验案数则。

（病者）杨氏妇，年三十六住东高村庄。（病状）暴崩不止，手足冰冷，面色土色，昏不知人。（脉）似有若无微甚，命在顷刻。余令服固元止血散五钱，白水冲，将药调好，牙关以紧，口赤难开，用剪刀撬开灌下，停一时钟，又灌如前，如此三次，鼻尖微汗，身微温，面微红，苏醒血止。（二诊）脉稍有力，又服人参养荣汤三剂，身强体健矣，注名原方不录，如此危急之血崩，以经数人，余不抄录。

又（病者）李氏妇，年四十二，住南埝头庄。（病状）暴崩不止，紫血成块少腹疼。（脉）左关弦大二尺浮芤。（处方）固元止血行瘀。力参三钱，当归五钱，健芪一钱，阿胶三钱（炒），白芍三钱（酒炒），丹参三钱，丹皮三钱，元胡三钱，红花二钱，桃仁三钱，棕炭三钱，地榆炭三钱，柏叶炭三钱，

芥穗炭二钱,甘草二钱,水煎服。(二诊)(症状)身微热口干血止,腹微痛。(脉)洪而无力,左关兼弦。(处方)养血平肝行瘀。力参三钱,健芪五钱,当归四钱,白芍四钱(炒),香附四钱(炒),元胡四钱,炮姜二钱,青皮二钱,桃仁三钱,红花二钱,泽兰二钱,益母三钱,枳壳三钱(炒),甘草二钱,水煎服。(三诊)(病状)身热退,腹痛止。(脉)沉微。(处方)当归补血汤加味。力参二钱,白术三钱(土炒),当归二钱,健芪一两,熟地五钱,香附三钱(炒),水煎连服二剂,身体复元矣。

又(病者)王宝钧妻,年四十六,住东高村庄。(病因)夫妇气怒未泄,以致伤肝。(病状)身热口干,胸满胁胀,暴崩血赤。(脉)洪大左关兼弦。(处方)补血平肝止血。力参三钱,当归三钱,川芎三钱,白芍三钱(醋炒),生地黄三钱,柴胡三钱,栀子二钱(炒黑),丹皮三钱,枳壳三钱(炒),青皮三钱,香附子三钱,芥穗炭二钱,京墨炭五钱,甘草,水煎服。(二诊)(病状)诸症见轻。(脉)洪无力。余令服原方,前症痊愈,惟有心悸。夜不安睡,脉未诊。(处方)归脾汤"原方不录",加节菖蒲二钱,柏子二钱(炒),茯神三钱,水煎冲匣砂一钱,服二剂安睡心宁,身强若青年矣。

又(病者)王内和内,年四十九,住鲁各庄。(病因)思虑伤脾,暴崩六日不止,命在顷刻。(脉)微涩,余令服固元止血散五钱,白水冲服,停一时钟又服如前,如此三次,血止气复,余查前人所处四方,俱有归、芪、熟地,未用人参无炭药,虽血未止,归芪地实有补血之力,若不服前人之方,未必崩至六日不死,是前人助余成功使病者后期不死候救也。(二诊)(症状)血止心虚,夜不安眠,眼见鬼神。(脉)沉微。(处方)补血养心,宁神定志。力参三钱,归身五钱,健芪、白术三钱(土炒),茯神三钱,麦冬三钱,生地三钱,枣仁四钱(炒),柏子二钱(炒),远志三钱,节菖蒲一钱,丹参三钱,甘草二钱,桔梗三钱,引姜三片,枣三个,水煎冲匣砂一钱,连服四剂,诸症痊愈,身康健矣。

又(病者)刘氏妇,年二十一,住南垴头。(病因)妊娠蹬高堕地。下血不止,胎动不安,脉未诊。(处方)安胎止血,白术三钱(土炒),黄芩二钱,当归三钱,川芎三钱,白芍三钱(炒),生地三钱,阿胶三钱(炒),健芪三钱,柏叶炭三钱,艾叶炭二钱,地榆炭三钱,甘草二钱,水煎服,此方安胎止血治愈数人,屡经效验余不再录。

又(病者)赵子清妻李氏,住赵庄子,李氏十七嫁至二十七未生育。(病因)思虑伤脾。(症状)形容憔悴,惊悸健忘,胸满胁胀,经来二三淋漓不断,因此不育,经医数人,用药不愈,止而复来,经期不准,症状如前。(脉)沉微涩。(处方)余以归脾汤,加味高力参三钱,白术三钱(土炒),茯苓三钱,当归三钱,健芪三钱,远志肉三钱,龙眼肉三钱,枣仁三钱(炒),香附三钱(炒),白芍三钱(酒炒),枳壳二钱(炒),广木香二钱,粉甘草二钱,柴胡二钱,引姜三片,水煎服。(效果)服一剂病轻,二剂更轻。服四剂病去大半,又原方改成丸药,蜜丸朱砂为衣三钱重,每服一丸,早晚服二次,白开水送下。连服丸药二料,诸症痊愈,经期有信,此系中华民国二十四年三月病,至二十五年十二月底,生一子,此方又治愈三人未录。

又(病者)张李氏年六十,住唐回店子庄。(说明病理)(病状)经来淋漓不断,胸满胁胀,夜不能眠,五更溏泻。(脉)未诊。(处方)余以补血止经,养心宁神,温肾止泻之法,高力参三钱,健芪一两,熟地一两,当归五钱,白术五钱(土炒),阿胶三钱(炒),白芍二钱(酒炒),枳壳三钱,炒香附三钱,炒枣仁五钱,龙眼肉三钱,木耳炭三钱,芥穗炭二钱,炒故纸三钱,肉豆蔻三钱(炒),青皮三钱,炙草二钱,水煎服。(效果)服至二剂病轻。惟胸满胁胀,五更泻泄不效。又(处方)高力参三钱,白术五钱(土炒),熟地一两,香附三钱,阿胶一钱(炒),吴茱萸二钱,山萸肉三钱,炒故纸三钱,肉豆蔻三钱,五味子二钱(焙),芥穗炭二钱,木耳炭二钱,广木香二钱,青皮二钱,紫厚朴二钱,枳壳二钱(炒),炙草一钱水煎服,连服二剂,诸症痊愈。

(《国医砥柱月刊》1938 年 12 月)

治妇人血崩漏症经验方

王子衡

女仆王萧氏,年四十七岁,于二年前得血崩漏症,时轻时重,服药永未治愈。戊寅春二月，承友人介绍，来舍佣工，三月廿日，因连日做活，稍费气力，血又流多，身体即弱，向余言拟回家养病。余问是何症？其述得崩漏症，已二年余矣，若不做活善养则血少，若做活稍费力则血流多。服药曾经中西医士数人，永未除根，轻时做活亦无妨碍，重时行步艰难，此次最重。余诊其脉甚弱，拟与补剂令服之，又想吾乡药价甚贵，其每月所得辛金，家人还待糊口，忽忆吾老夫子所著《衷中参西录》五期论血崩治法，内载有治血崩简便方，余即遵法制成，令其服之，服后腹中觉胀，即愈强半，次日又照服一次，完全愈矣，今已数月永未再犯，身体甚是康健，今将此方录后，望介绍给患者是盼。

青莱菔，生捣取汁，调入白蔗糖数匙，微火炖温，陆续饮至三大杯即愈。

（《国医砥柱月刊》1939 年 2 月）

【本章按语】 ···

《景岳全书·妇人规》："崩漏不止，经乱之甚者也。盖乱则或前或后，漏则不时妄行。由漏而淋，由淋而崩，总因血病，而但以其微甚耳。"暴崩者来骤而易治，久崩者患深而难治。

张景岳认为，崩漏的病因是"忧思郁怒，先损脾胃，次及冲任"。其病机是阴虚阳搏。"五脏之阴皆能受病。""神伤则血无所主，病在心也；气伤则血无所从，病在肺也；意伤则不能统血摄血，病在脾也；魂伤则不能蓄血藏血，病在肝也；志伤则不能固闭真阴，病在肾也。""病阴虚者，单以脏气受伤，血因之而失守也；病阳搏者，兼以火居阴分，血得热而妄行也。"

心肺居膈上为阳，肝脾肾居膈下为阴。"治阳者宜治其气，治阴者宜治其精。""然五脏相移，精气相错。"五行互藏，母子相及；赖水谷为资，有生克胜复。如母病及子，治子即所以治母；如脾虚不运化，建中以资五脏；如肝病及脾，随强弱而施攻补。治法重在体悟脏气强弱、死生缓急、精气消长、攻补先后。

张景岳总结崩淋经漏治法，细分为阴虚血热妄行，火盛迫血妄行而无虚证，血热兼滑，肝经怒火动血，肝经怒火动血、逆气未散，血有滞、逆而妄行，营气不足、血不能调而妄行,脾气虚陷、不能收摄而脱血,脾肾虚寒、兼呕兼溏泄而畏寒,阳气大虚脱陷,脾肾阴气不固,肝胆气虚、不能藏血、多惊恐畏怯,兼阳虚,去血过多、血脱气竭,崩淋既久、血滑不禁,秽臭脉滑者多火,腥臭清寒脉细者多寒,久病则精去无穷、尾闾易竭等诸证,并附方药。

又列举薛立斋崩漏诸方,分为"脾胃亏损不能摄血归源""因肝经之火而血下行""肝经风热而血妄行"或"怒动肝火而血沸腾""脾经郁结而血不归经""悲伤胞络而血下崩"。

《傅青主女科》涉及崩漏者共7篇,"血崩昏暗"用固本止崩汤,"年老血崩"用加减当归补血汤,"少妇血崩"用固气汤,"交感出血"用引精止血汤,"郁结血崩"用平肝开郁止血汤,"闪跌血崩"用逐瘀止血汤,"血海太热血崩"用清海丸。其按病因分类,详论病机治法,虚实并举,标本兼治。

民国医家发皇古义,融会新知。本章著者既传承先贤的宝贵经验,分享个人心得,又认识到旧社会妇科学发展之不足,尤其是相关的器质性病变,从单纯证的概念,上升到病证结合的概念。

痛　经

痛经证治　续第七期《妇科略说》[①]

周越铭

　　妇人每逢经来，必患腹痛，谓之痛经。或先期而痛，或后期而痛。先期而痛者，半由气滞血瘀，不得下行，故积而为痛，宜通瘀汤通其瘀而痛自止。后期而痛者，经既畅行，显非停积，必由血气素亏，旧血既去，新血不能骤生，胞中空虚，因而觉痛，宜当归补血汤，或加味四物汤。若不先不后，时时作痛，甚或因此而不思饮食，卧不能起，必待经尽而痛始平，此乃肝经郁结，宜逍遥散加减，或新绛旋覆花汤合金铃子散；若兼肝胆火盛者，吞当归龙荟丸。

　　通瘀汤方：香附，当归，元胡，桃仁，红花，苏木，生地，桑叶，丹皮。香附通气活血，当归活血调经，惟痛由血瘀，故加元胡、桃仁、红花、苏木等，破血通经之药。但通经之剂，多是辛温助热，故加桑叶、丹皮凉血清络。

　　加减逍遥散方：柴胡，黄芩，当归，川芎，香附，栀子，白芍，枳壳，薄荷，炙甘草。血藏于肝，肝主血，故用柴胡疏肝，黄芩清热，当归补血活血。川芎引气入血，使气血调和。欲活血必先通气，故加香附、枳壳以通气。血不行则气亦郁，郁则生热，故加薄荷散肝郁，栀子解郁热。惟方中一派疏利，故又加白芍柔肝以敛血也。凡秘方及方中加减过多者，必详载药味，若常用成

[①]　第七期《妇科略说》刊于《绍兴医药学报》1908 年 12 月。

方,概不备录,以归简易。下皆仿此。

(《绍兴医学报》1909 年 2 月)

问 痛 经 治 法

月 影

月影年二十一岁,身体素弱,平素较常人多恶寒,不易出汗,胃纳亦少。月经每愆期二三日,色淡红,来时先一二日,左小腹觉有物耸起,作阵痛,经来时痛更甚,不堪其苦,至经尽痛始止。痛时饮热陈酒一杯稍安,但少顷即发如故。口渴,舌前半光润,后根部白腻,有淡红点如蚀去者,脉左微弦。曾服药数次无效。兹谨请海内诸大慈善高明医家研究赐方,俾脱苦海,幸甚祷甚。

(《绍兴医药学报星期增刊》1921 年 5 月)

答问痛经治法

胡天宗

月影女士,念一芳龄,体质素弱,常畏寒冷,不易出汗,少食盘铭,天癸愆期,地浊瘀泾,先作疼痛,左腹梗形,如饮热酒,痛觉无刑,色淡不鲜,洁净痛停,脉左微弦,口渴渊渟,舌前光滑,根后红星。诸般现症,是谓痛经,经以大冲脉,盛月事以时下。夫经水者,乃天一之真水也,满而则溢,虚而则闭。盖肾水一亏,则水不能生木,而木必克土,土木相争,则气必逆而作痛。坤体情性多郁,郁则肝气不舒,肝郁则肾亦郁,致经队血涩不行。据饮热酒而痛稍定,酒能和活血脉,此血凝气滞之明征也。经来色淡,后期而来少者,血寒不足之论也。常时畏冷少食,为脾胃阳虚。景岳曰:冲为五脏六腑之海,经出于肾,脏腑之血皆归之,则是冲脉为月信之本也。血气为水谷所化,盛则气壮,衰则气衰。惟水谷之海,隶属阳明,冲脉之血,由阳明水谷所化,阳明胃气又为冲脉之本也。凡月汛诸络之血,必汇集血海而下,血海者,即冲脉也,夫男子藏精,女子系胞。月事愆期,冲脉病也,腹为阴,阴虚生内热,肢背为阳,阳虚常恶寒。《经》曰:二阳之脉发心脾,女子有不得隐曲,则肝气偏横,血海渐涸,延成癥瘕之累。拟以舒肝宣滞,益水生源,则水足而肝气条达,何痛之有哉。附解郁宣滞汤,仍请海内明家酌正。

土炒白术三钱,阿胶珠三钱,广木香六分,酒炒归身五钱,软柴胡(醋炒)四分,五灵脂一钱,赤白芍各钱半,北沙参二钱,川楝子(醋炒)一钱,淮山药(乳炒)二钱,刺蒺藜钱半,蒲黄炭一钱,鹿衔草三钱,六月雪三钱。

神效除痛散一服(早晚分冲服此药见,本刊广告门)。

上方先煎服半月,候行经疼痛必减,服后情形,仍祈答复本刊,或再另拟善后调经方药可也。

(《绍兴医药学报星期增刊》1921 年 5 月)

答月影女士痛经

竹芷熙

据云:月经愆期二三日,色淡红,先一二日,左腹阵阵作痛,似有物攻冲,行时痛更甚,经尽始止,时饮热酒,稍安片刻,口渴,舌尖光润,根白腻,左脉微弦。弦为肝脉,肝气郁结,故作痛。肝郁则脾受其伐,木乘土位,湿流壅滞。愆期者寒也,色淡者,有水以涸之也,况贵体素弱多恶寒,胃纳少,非肝不疏泄,脾不健运而何?治宜疏肝之郁,运脾之湿,斯痛可愈,经期可正。若舍肝脾不治,而徒以行气破血之剂,幸求一时之效,恐行气而气反耗,破血而血反涸也。爰拟方于后,是否裁之。

大生地二两(用生姜捣汁三杯浸一宿炒),全当归一两,淮山药(原支敲二两),明乳香四钱,明没药四钱,桂心三钱,土炒白术一两二钱,炙甘草三钱,薏苡仁一两,香附六钱(一半醋炒一半姜汁炒),酒炒白芍八钱,潞党参一两。

上药十二味若作煎剂,分三剂服。若作散,宜研极细末,分十余次,每日服三次,食远淡醋汤吞下。病瘳,下月再作服,必须经期前十日服之,服后若何,还望登刊赐教。

(《绍兴医药学报星期增刊》第七十二号 1921 年 5 月)

答月影女士问痛经治法

张锡纯

详观六十九号所登病案,知系血海虚寒,其中气化不宣通也。夫血海者,冲脉也,居脐之两旁,微向下,男女皆有,在女子则上承诸经之血,下应一月之信,有任脉以为之担任,带脉以为之约束,阳维阴维,阳跷阴跷,为之拥护,督脉为之督摄。《内经》所为女之二七,太冲脉盛,月事以时下者此也。有时其中气化虚损,或更兼寒凉,其宣通之力微,遂至凝滞而作疼,而诸脉之担任约束拥护督摄者,亦遂连带而作疼也。斯当温补其气化,而宣通之,其疼自止。爰拟方于下以备采用。

当归身、明乳香、明没药(二药皆用生者轧成粗渣,锅内隔纸焙至融化,晾冷再轧细)、小茴香(炒熟)、鱼鳔胶(猪脂炸脆)各一两,川芎、甘松(此药原香郁,而药房鬻者陈腐,毫无香气,宜向东西药房中买缬草用之,缬草即甘松,无佳者不用亦可)各五钱,共为细末,每服二钱五分,用真鹿角胶钱半煎汤送下,日服两次。

(《绍兴医药学报星期增刊》1921 年 5 月)

答月影女士痛经治法

张汝伟[①]

痛经有二源,一为血虚,一为血积,经前痛者为血积,经后痛者为血虚。月影女士之所问者为经前痛,为血积症也。血何以积,由于经行之际,误食

[①] 张汝伟(1894—1966):名谔,江苏常熟颜港人。幼年从唐君良为师,擅中医内、妇、喉诸科。初在家开业。20 世纪 20 年代迁沪上行医,业务鼎盛一时。曾执教于上海中医专门学校。1923 年任《常熟医学会月刊》编辑。中华人民共和国成立后,1956 年受上海市卫生局之聘,任上海市中医文献研究馆馆员,上海医史编辑委员会委员,上海市中医学会聘为编辑委员会顾问。

生冷，或劳役惊恐，经随以之止，其后每来必痛也。然亦每次必积也，积之久，则为癥块之属。若言血虚，则由于经行之际，感受悲伤，忧思郁结而致，其经色必淡，过后犹痛，日久必见潮热骨蒸，而成痨瘵之属。治血虚难，因女子难言隐事，十有九郁故也，治血积较易，亦必阴阳和，而后雨露方滋。女士未知出阁与否，如已出阁，必待产后即愈，因一产之后，瘀血尽去，而痛可止矣；如未出阁，而由于忧郁者，是血积而兼血虚也，治法宜用四物汤，去地黄加香附、佩泽兰、乳香、延胡、逍遥丸、半夏、桃仁、红花之属，久服之自有效耳。倘蒙直接函询者，请书明常熟颜港可也。

（《绍兴医药学报星期增刊》1921 年 5 月）

答月影女士痛经治法

汪景文

素多恶寒无汗，胃纳亦少，天癸淡红，临期之先，少腹偏在气聚阵痛，当期其痛益剧，口渴。统观各症，参以脉舌，系营卫交亏，肝脾不睦，经欲行而肝不应，则气抑遏而痛作。饮热陈酒而痛稍安者，以酒性辛温，辛能散气，气得之而暂畅也。拟扶脾健运，养血调肝，鄙意如斯，未卜当否（此方须在经前服之不拘剂数）。

生于术一钱五分，全当归（淡盐水炒）二钱，云茯苓三钱，川楝子一钱五分，炙鸡金二钱，川断肉二钱，小青皮（水炙）八分，延胡索五分，缩砂仁四粒（带壳打后入），杭白芍（酒炒）三钱，天仙藤二钱。

（《绍兴医药学报星期增刊》1921 年 5 月）

答月影女士问痛经治法

李春芝

妇人以血为主，荣卫和平，诸病无由而生焉。《经》曰：二七天癸至，任脉通，太冲脉盛，月事以时下，交感则有子。何谓月经？月者阴也，经者经血也，过期而行,色紫黑者,血瘀有寒;先期而行者,血热也;行经作痛者气滞也;经行后作痛者,气虚也。若贵女士所问之病,乃气滞血积也,何以知之? 案贵女士所言,左脉微弦微,脉主血弱,弦脉主气滞,如脉视之,乃气滞血亏也。余思谁属血弱,行经腹痛,血海定有瘀滞,余用补而行血法治之,方列下。

清半夏三钱,酒归五钱,焦栀子三钱,党参三钱,生地三钱,川芎三钱,枳壳二钱,香附二钱,制甘草三钱,桃仁二钱,陈皮三钱,灵脂六分,乌药三钱,红花二钱,酒芍三钱,元胡(即延胡索)二钱,丹皮三钱。

水煎服之。

(《绍兴医药学报星期增刊》1921 年 6 月)

女子痛经论治

致　逸

女子每当月经来潮,而腹痛作,谓之痛经。痛经之症,女界最易患之,以其或恣食生,伤其脾胃;或抑郁思虑,动其厥气;或瘀阻腹中,不能流通也。

顾痛经当分经前、经来、经后三期。经前云者,痛于月经未来之前也;经来云者,痛于月经适来之时也;经后云者,痛于月经既来之后也。月经未来之腹痛,见症为腹笥胀痛拒按,为脉息弦滑。据此可得而断之曰,胀痛为瘀积,脉弦为厥气,厥气横逆,瘀积交阻,不通而痛。治当金铃子、延胡索、桃仁、红花、两头尖、失笑散、当归、赤芍、丹参、茺蔚、神曲、山楂、青皮、砂壳之类,疏泄厥气,祛瘀消积,兼而用之,往往月经一通,腹痛除焉。

月经适来之腹痛,为腹笥冷痛喜按,为月经色淡,为便溏脉弱。因此可得而断之曰,冷痛喜按,中阳虚也,经水色淡,血不足也,甚则便溏脉弱,脾不健运也。治宜参、术、苓、草之补脾,桂心、炮姜之温中,阿胶、艾绒之补血(胶艾并用补血而无碍于便溏),制香附、台乌药之理气,面面周到,投剂乃克奏效矣。

月经来后之腹痛,为腹笥胀痛,为经水色紫。因此可得而断之曰:经水色紫,来而即止,瘀血未净也,腹笥胀痛,余瘀留恋也,瘀之留恋,厥气失于疏泄也。仍以两头尖、失笑散、当归尾、赤芍、丹参等祛瘀为主,再须加入青橘叶、佛手柑理气之品,或逍遥散柔肝之剂。穷源究委,见症用药,此中医之所长也。

吾述篇毕,客有问于余曰:"女科中重要病症多矣,若白带,若崩漏,若石瘕,均其大者,君曷遗大而述其小耶。"吾曰:"诚是,容当续论,特兹所述者,殆详他人之所略耳。"

(《医界春秋》1927 年 5 月)

痛 经 治 疗 谈

顾志道

妇人按月行经,为生理之自然,本无痛苦可言,其有经行而腹痛者,乃病理之现象也,治之之法,当求其原因而分别之。考女科诸书,均谓经前之痛,为血气凝滞,多属实症,经后之痛,为气血亏弱,多属虚疾。与西医学说,经前之痛有梗阻性、充血性、神经性三种,经后之痛,为子宫黏膜之上皮脱落相同。虽属扼要之言,然亦不可拘执也。如妇人气血素亏,经将行时,即感血液缺乏,不能濡养骨盘神经而作痛者,安可因其痛在经前,而漫用理气活血之剂乎。又如经正行时,偶因气郁食冷等,以致子宫静脉郁血,不能充分排泄而痛者,亦安可因其痛在经后,遽用补气养血之剂乎?且不特此也,观书中治实痛之法,泰半用破血逐瘀之品,病果属气滞而血凝,投之自桴鼓相应。若内食酸冷炙煿之物,外感风寒温热之邪,累及血室机能障碍者,投以攻剂,反足偾事。总之治痛经之法,不可以经期前后为惟一标准,尤不可以通经破血为不二法门。当以脉证为主,审其为寒湿者宜温化之,瘀热者宜清泻之,七情郁结者宜疏解之,黏膜脱落者宜补益之。盖去其血室障碍,则循环机能自可恢复,补其黏膜脱落,则神经刺激自可消失也。他若妇人经行犯房而成斗经重症,宜用化瘀通浊之法,室女经汛初潮,即感腹痛者,乃属先天性输卵管狭窄,必待产子之后,始能自愈,亦临床时不可不知也。

(《苏州国医杂志》1935 年春季)

妇女健康指南

李健颐

妇人经痛之研究

有因于气滞者,有因于脾郁者,有因于血虚者,有因于脾积者,若徒用祛瘀,终非对症之治。痛经一症,世人皆谓瘀血积痛,故多用通经去瘀之药,然此药恐未必有效,何哉？吾谓病者,如因瘀痛,用此药正是对症良方,否则适增其害耳。盖此病由于瘀积为多,然瘀之所以积者,有因于气滞肝郁,及血虚脾积之不同焉,医者而分别施治,庶获有效,不然,徒用通经去瘀之药,亦非对症之治,故不能达于最良之结果也。盖气为血之帅,气行则血调和而不滞,若瘀滞作痛者,治宜调气为先,如香附、郁金、元胡、降真香、沉香之属。肝为将军,存血之器,肝气不郁,血能收存,即不作瘀,故病不生,治宜疏肝开郁为先。神曲、香附、郁金、黑栀子、川芎、木香、丹参之属。血属阴,血为流质,血旺则经调,血虚则经不调,经不调则阻滞而作痛,治宜补血养营,归脾汤、养荣汤之属。脾主运动,统血之机,脾虚则血积不行,而痛经之症作焉,故脾虚经痛者,必兼见白带、白淫等症,治法宜金樱、白果、芡实、莲子、白术、淮山、党参、木香、砂仁之属,审症用药,自能获效如神,岂仅通经去瘀之法,即能建功者哉？

（节选自《杏林医学月报》1935 年 3 月）

经前腹痛治验

沙函宇

余邻居平章之妻,时年三十七岁,其夫已五十余矣;兼之一无子息,素怀抑郁,在所不免,于数年前得患经前腹痛一症,去岁冬月寻余诊治,询其病之现象若何。据说："每逢月事将来之际,先觉头昏眼花,耳鸣,恶心欲吐,势难支持;继又觉少腹疼痛,腰疼似折,手冰至肘,足冷至膝,如此苦楚！足经二十四小时,甚或三十余时,经水始隐隐而下,所下之物,又不纯是经血颜色,尽似黑豆汁样,红不鲜红,黑却墨黑!每月如此两举,或两月一举,过后则疲乏异常,食饮不思,前阴常有白物卸下,臭不堪臭!是此已数年矣。望为一诊。"

余诊其脉,竟皆六部沉细,两尺尤甚,舌苔白厚滑腻,因知其病由思虑郁结所得,心、肝、脾、肾诸脏器,衰弱已极!头昏眼花,全系督脉运输力微,致眼球大小脑髓,得不到相当营养,故头为之昏,眼为之花;恶心欲吐,是心伤而血不足;耳鸣是肝脏阴亏,浮阳上越;四肢冰冷,乃系脾脏虚乏,散膏(即脾脏)之分泌液无消化能力,故不暇灌溉四旁;腰痛是带脉失其作用;少腹疼痛,是因心肝脾各脏器所辖微血管中之血,受刺激后,栓塞管壁,兼之肾脏被伤原火不足,冲任因之虚寒,寒必兼湿,于是血因寒湿而瘀,血海中尽被寒湿瘀三者充满,置经血将来之际,内乱相争,疼痛乃作,寒湿生浊,故下如豆汁之黑,亦系北方寒水不足之象也,至于苔色白厚滑腻,乃浊湿上薰,虚寒之征也。一面叮嘱,今后务须寡欲宽怀,俾心静思宁,一面即拟汤经化湿疏郁药:扶正逐邪,肃肾益精。

于白术(土炒)五钱,白茯苓二钱半,怀山药三钱(炒),巴戟肉四钱(盐水浸),四香附三钱,白扁豆二钱(炒),白果五个(捣淬),建莲子十五枚(不去心),茅苍术三钱,紫肉桂三钱(去粗皮)。

服四剂后,余再诊其脉,六部虽仍沉细,两尺却有起色之象,舌苔滑腻全去,厚亦转薄,病者云:"头昏眼花,亦觉稍退。"随进消积化瘀活血药:全当归(去芦酒炒)五钱,元胡索(炒去皮)三钱,真蒲黄(炒)二钱,赤杭芍二钱五分,槟榔片三钱,紫肉桂三钱半(觅火),刘寄奴二钱,没药钱半,片子姜黄(酒洗)二钱,乳香钱半,生地黄三钱,荆三棱二钱,广木香一钱(不见火),炙甘草钱半。

服一剂便觉腹中不时雷鸣,服二剂竟觉经血陡来,所下尽是紫黑血块,和一种黑豆汁,一日半乃止,此次过后,不见白物续来,四肢亦得渐温,饮食增进,呕恶咸止,六脉豁然,惟此时但觉头昏眼花,较前更烈!疲乏不堪,余因慰曰:"此乃邪去正歇,脾土大败,故有如是之征耳。"等善后调理,则诸恙咸去矣。拟复原固本药：鹿角霜五钱,川芎三钱,焦远志四钱,白茯神三钱,杭白芍二钱,于术三钱,白茯苓三钱,紫肉桂三钱,高丽参五钱,杜仲二钱,川花椒七粒(去目),全当归四钱,菟丝子三钱,附片三钱,炙甘草一钱。

照服七剂,果然诸恙均平,精神倍加,经血亦如期而来,并无丝毫疼痛;已于今正怀一胎,将来之是男是女不可料,此症之痊愈也可必。

少函于一九三五,六,一四投

(《光华医药杂志》1935 年 7 月)

痛　　经

王克信

痛经二字,顾名思义,当是关乎月经而引起某一部之痛感之称,通常以腹痛、小腹痛较多,而腰痛、头痛、四肢痛、乳房胀痛、三叉神经痛,亦为常见之痛感也。考西医对于痛经,约分之可为三类:① 经血之通路,发生病的障碍,欲打通此非生理的障碍,而排出经血,则子宫须持续起剧烈强度之收缩,各部神经直接或间接因子宫之收缩,而受压抑,所以酿成上列种种不同之痛觉也,国医谓之"血阻"。② 异于寻常之充血,子宫、卵管、宫颈高度之充血,致子宫内膜过度充血肿胀,宫膜剥离过厉,血管神经受直接间接之过度压抑,虽无分泌液胶封宫口,而亦发生种种痛感,因内生殖器一切炎症,是增强充血之故,此即国医所称"火搏于血之血热"。③ 神经疾患及贫血,如脏燥病、萎黄病、用脑过度、思虑过度等,故知识阶级妇女如教员、艺术家、文学家等多有此种月经痛苦,国医所称之"气血亏弱",即是指此而言也。夫病理之痛经,严格而言,且非单独独有之症,只是某一病中之一个证征而已,除上述三种病理外,更有子宫异位前屈、后屈、宫颈狭窄、子宫肿疡等,均足为痛经之类似症状。我国妇女素存羞耻心,对于生殖器各症疾患,类皆隐忍不言,是以国医治疗,全系药物疗法,而于解剖手术及检查内生殖器等,殊少研究,故于子宫异位、宫颈狭窄等症颇难笔述,不得不略而弗详焉!尝见痛经患者,久延不治,病日益深,每有前一期月经中之痛苦,延至十余日未愈,而后一期月经又来,痛苦又随之续至,终年岁月,陷于困苦颠连之境,孕既无望,而又无日不在痛苦中讨生活,人生幸福,了无可言。

昔人有月经将潮作痛者属血实,月经已潮未净时作痛,拒按揉者属血瘀,喜按揉者属血虚,月经潮罢后作痛者属血虚之说。虽是经验之言,究不可拘泥,应诊察其脉证之虚实寒热,庶可决用药之温清攻通,不仅痛经一症已也,兹简列血阻、充血、气血亏弱,三者治法于后。

(一)血阻

经血之通路发生病的障碍,神经受子宫收缩之压抑,遂致痛感,尤以小腹部为最,不可沿揉,按揉则痛,方书所谓"经来将作痛者,血实气滞而不宣者是也,宜四物汤加香附、桃核、黄连",按四物汤为补血活血之通剂,香附疏气,桃核通瘀,黄连清热,亦合理疗法也。若痛而烦满者可用金匮枳实芍药散以和血行滞。若临行时腹疼腰痛(按此腰痛位在季肋两旁),是经血被阻不畅,宜四物汤加桃仁、莪术、延胡、木香,是亦补血活血而兼破血者,所谓"通则不痛"是也;如兼因寒凉而血管收缩,压抑神经致痛者,可加肉桂、炮姜以温之;兼因充血太甚兼血热者,可加黄芩、柴胡。若腹有癥积血块(如子宫癌肿瘤等)痞塞而胀而经行腹痛者,是经血为瘀血所阻,宜交加地黄丸,久服缓图自能奏效,而《金匮》之红蓝花酒尤为佳妙,红蓝花即红花,以西藏产者为上品,厥名藏红花,一瓣入水,水色映红者是,功能活血祛瘀,煎之以酒,其效尤捷,盖酒性兴奋,能使血行亢进也。

(二)充血

骨盆腔内充血,为月经潮时生理状态,即因充血,而致于款痛,可能事也。因斯而成之痛经,则疼痛程度,乃较常时为剧,按是即上文宫内膜过度充血肿胀,宫膜剥离遇厉之谓也。此与国医所谓腹愈痛时,经血愈多,甚至痛如欲死,经如泉涌,系火搏于血者,颇为吻合。国医治此,以茯苓、白术和脾(促进吸收)黄芩、白芍消炎,当归补血,川芎性味辛温而走窜,能活血通经(近人研究谓其作用均在其挥发油内存在之俱有兴奋涎髓内之血管运动中枢,用大量时能麻醉大脑及脑干并各中枢等),延胡、益母、香附等疏气行血,诸药为和血疏滞消炎配合剂,以此治充血较轻之痛经,自无不合。若充血较盛，则其痛感往往月经将来作痛，而月经潮罢亦痛者，宜丹栀逍遥散，按丹栀逍遥散为治内生殖器一切炎症之适应方，昔人目之为调经散郁妇科常用之剂，洵是经验良方。

（三）气血亏弱

气指神经作用言，血指血液言，夫血管与神经藉血为养，血液亏少，则神经失养而拘急作痛。月经血也，血少而致款痛，亦可能事也。神经过敏之妇女，虽月经来潮之生理充血，各部神经受压抑而起胀感微痛，亦有自认为极烈痛觉者。若神经系疾患之希司忒利阿（亦有释为歇士的里亚者，一名"脏燥症"），每多神经作用之想象幻觉痛，虽为神经系病，而于贫血亦有相当关系者也。《金匮》曰："妇人腹中诸疾痛，当归芍药散主之。"又曰："妇人腹中痛，小建中汤主之。"二方为补血兼益神经之剂，可采用也。若希司忒利亚（脏燥病）则《金匮》之甘麦大枣汤为对症效方，汤本四郎右卫门云："甘草、大枣、蜂蜜温服能镇痉。"吉益东洞以大枣为引强挛急之主要药。沈氏曰："凡缓和药多有减弱身体各部紧实性之作用。"据此则知甘麦大枣汤为缓和剂，对于神经系疾患之希司忒利阿自为合理疗法。大抵贫血及神经症所致之痛经，其痛不甚，且喜按揉，即月经潮罢后之痛感，亦多因贫血而致神经拘急也，宜八珍汤加减之。昔人云："可按可揉者为虚，拒按拒揉者为实。"然亦有气血本亏而血未得行者，亦每拒按拒揉，幸勿一见拒按，遽认血实而妄用攻破，是由于气血亏弱，子宫收缩力薄弱，经血欲行，而神经失血，致拘急作痛，故不能按揉，按揉则痛也，亦宜八珍汤酌加益母、延胡、木香、陈皮等以活血疏气，或《金匮》温经汤。

结论

所谓痛经者，其疼痛之原因关系于月经故名；若行经期中，而感冒、伤寒、饮凉致头、脘、腹、腰各部，发生疼痛感觉者，即非行经期中，亦易罹之者，自不得以痛经名之也。尝见医者，习用桂附以治痛经，若体寒血凝者固能效如桴鼓，若因充血太甚，瘦人血热而致者，误服之必枯瘦骨立。予有远戚，患痛经十余年，综计所服附桂十余斤，而痛益剧，形瘦骨露，入暮蒸热，诊其脉象沉数，舌干口燥，痛在少腹，不拒按揉，按揉痛亦不减，经色鲜红，经量渐少,书逍遥散加丹皮、栀子、鲜生地十余剂而愈此症,初因充血,继由药误,久延有干血痨瘵之虑,方书谓"暴病无热,久病无寒",斯症近是。

附方:妇女自疗痛经应急方。

苏薄荷一两,赤沙糖五钱,水一碗平煎至大半碗,顿服之,疼痛立止。适应证:治一切痛经由于血阻、充血、气血亏弱,借以暂时止痛,再商量治者。

方解:薄荷乃麻醉药,小量能刺激中枢神经,使毛细血管放大,促进汗液之分泌,故有目之谓辛凉表剂,温病初起,依为要药,大量则有麻醉大脑、消化痛感之能;赤沙糖俗名红糖,味甘性温,具散寒活血、舒筋止痛之功,吴人产后,用以祛瘀,二味配合则能麻醉大脑,消失痛感,活血祛瘀,故能统治一切痛觉。予尝以本方加牡蛎二钱,研末冲服以治胃痛;加小茴香八分以治疝痛,以及齿痛、偏头痛等均效。

按:本方非根本对症治疗,系麻醉止痛剂,尝用于剧痛之应急,以备痛起仓卒不及延医诊治,或时在午夜,或乡僻之处,借为止痛之意,方名应急,固非根治痛经之法也。

(《中医世界》1937 年 6 月)

经 前 腹 痛

时逸人

经期疼痛,我国女科学说,多谓经来之痛,为气滞血凝,多属实症;经后之痛,为气血虚弱,多属虚症。西医学说,经来之痛,为本质痛,有梗阻性、充血性、神经性之分;经后之痛,为脱膜痛,乃黏膜之上皮脱落故耳。中西学说有殊途同归之妙,兹特述之如次。

一、气滞血凝之经前痛

[原因]忧思郁结,多食生冷,皆足令气滞血凝而为害。月经者,虽为紫血之破裂,黏膜之分泌,而实赖气血为之推荡,使气滞血凝,则焉得而不痛哉。

［病理］西医学说，有充血性之痛经，谓子宫内膜之肿厚，其黏膜于经期中大为增殖肥厚，乃生理上特殊之现象。卵巢之分泌液变易其成分，则黏膜内充满凝结之物，渗出后，压迫子宫神经，而致作痛。与我国女科医家所谓"气滞血凝"之病理意义相仿。又云：痛经病症，皆子宫内静脉异常充血所致，凡房事过度，体力过劳，或便秘、久坐、手淫等，皆足以促成子宫内膜之充血，而发经来疼痛之症。

［诊断］脉弦滞，苔厚腻，此皆气滞血凝之证据。

［症候］每月经来，少腹之内必发剧烈之疼痛，而且拒按，或有为痉挛性者，连及腰部或腿部，历数小时及数日之久，其间略有间歇。痛经之症多见于少妇，且不易受孕，如能受孕而生产，其痛经大抵自愈。

［治法］行滞气，化瘀血。

［处方］膈下逐瘀汤。

二、胞中积寒之经前痛

［原因］肾阳不充，胞中积寒，寒主收引，致经脉挛急而致疼痛。

［病理］西医以经来腹痛，谓之月经困难，又名月经性疝痛。其痛，有剧烈者，有轻缓者，大概多因子宫颈狭窄所致，属梗阻性。子宫内口有先天性狭窄者，是属特殊之体质，此种痛经，无法可治，即自有月经以来，每次必受痛苦是也。有后天性狭窄者，即风寒之袭人，生冷之戕伐，致经脉挛急，子宫内口狭窄，碍及经血之流出，致积于子宫腔内，凝结成块，其子宫内口痉挛作痛，盖由此凝块自内口逼出而起也。我国古说，以经来腹痛皆谓之疝，殆指此症而言欤。

［诊断］脉多沉紧，苔多厚腻。

［症候］腹中阴阴作痛，绵绵不绝，经来之时则更甚，或有呕吐、喘促、冷汗、泄泻等症，痛发之时，数小时乃至数日，其间或有间歇，其痛发甚者，不能操作，必须躺卧。

［治法］宜用温经散寒之剂。

［处方］乌药散方。

三、下焦瘀热之经前痛

［原因］虚实寒热，为万病之总纲，经痛一症，何独不然。前言其为寒者，兹乃言其热，惟其所以蓄热之理，当不外淫欲之太过，辛辣之杂投，助阳之过剂，烟酒之嗜好，积时既久，热邪留恋，子宫受其熏灼，遂致瘀热作痛。

［病理］经行时，子宫有生理之收缩浪，在健康之妇女，不自觉察。苟热邪留恋，传入下焦，则此浪形动较著，有似阵痛，乃属于神经性之疼痛，西医谓为轻性神经痛是也。其瘀热较甚，子宫内膜有发炎之趋向，或有子宫颈肿疡者，此皆下部积有瘀热之征也。

［诊断］因热而致发炎，因发炎而致瘀积，治宜清热消瘀为首要。又寒痛者，多痛而缓，绵绵不绝，得热稍止，面青唇白。热痛者，多痛而暴，喜冷恶热，得热益甚，面赤唇燥，脉多弦数，苔多黏腻，而舌质鲜红。

［症候］当经来之时，即予作腹痛，痛之部位，骨盘为甚，不喜手按，有灼痛之感觉，口渴神烦，唇焦舌燥，或有尿意频数者，至顽固便秘，又为常有之症候。

［治法］拟清热散瘀之法。

［处方］鲜生地五钱，全当归钱半，川楝子钱半，炒山栀钱半，粉丹皮钱半，炒白芍三钱，条子芩钱半，制香附钱半。

上方水煎服，连服三剂（清热调经汤）。

（节选自《医学杂志》1933 年 4 月之《妇科调经证治》）

【本章按语】 ··

民国医家既继承传统学验，又汇通中医理法；其审症论病，既有经络脏腑之解析，又有解剖生理之发明。于本章辨治痛经之诸论，即可见一斑。

明代大家张景岳在《景岳全书·妇人规》中认为："经行腹痛，证有虚实。实者，或因寒滞，或因血滞，或因气滞，或因热滞；虚者，有因血虚，有因气虚。然实痛者，多痛于未行之前，经通而痛自减；虚痛者，于既行之后，血去而痛未止，或血去而痛益甚。"痛经的虚实辨证，一般是"可按可揉者为虚，拒按拒

各论篇 | 135 |

揉者为实；有滞无滞，于此可察"。

张景岳提示，痛经"挟虚者多，全实者少""但察其形证脉息"。痛经除了气、血、寒、热等各种全实之滞，还有气血本虚，经前血滞，作痛拒按者；有经后血虚者；有经后余滞未行者；有"素禀气血不足""但遇经期则必作痛，或食则呕吐，肢体困倦，或兼寒热"，止宜补益者；有"虚而寒甚者"；"有因带浊多而虚痛者"。此外还要留意兼夹之证，处方"必察其寒热虚实，以为佐使，自无不效"。并列举薛立斋关于痛经而兼有风寒伤脾、思虑伤血、思虑伤气、郁怒伤血的加减之法。

明末清初大家傅青主在《傅青主女科》中载，"经水未来腹先疼"是因为肝气郁结，郁火迫经；肝主经行，"经欲行而肝不应"，不通则痛；此症似寒实热，肝郁为本，热迫为标。故用宣郁通经汤，"补肝之血，而解肝之郁，利肝之气，而降肝之火"。

傅青主认为，"行经后少腹疼痛"的原因，并非气血之虚，而是肾气之涸。"盖肾水一虚，则水不能生木，而肝木必克脾土。木土相争，则气必逆，故尔作疼。"其治疗以疏肝为主，补肾为益，水足则木安，气顺则痛消。故用调肝汤，"平调肝气，既能转逆气，又善止郁疼"。

本章诸位医家，关于痛经的学理经验，言简意赅，不仅有精到的学理认识，还有选方用药的宝贵经验。

（1）经前作痛为实，责在气滞血瘀。每以香附、郁金、枳实、枳壳、芍药、当归、延胡索、桃仁、红花、丹参、莪术、益母草、丹皮、川楝子、苏木、乳香、没药、茴香、乌药、五灵脂、木香、陈皮、青皮、佛手、山楂、神曲、沉香、降真香、薄荷、红糖等理气、破血、通经之品。

实痛者，若嫌其辛温，则稍佐凉药制衡；若兼寒者，可温之以姜桂（桂枝、肉桂）。

（2）经后作痛为虚，责在血虚。每以当归、川芎、芍药、熟地等育血之品，即四物汤法。当归、川芎为医圣仲景养肝之法，于《金匮要略》妇人病三篇每多见之，且必合用。芍药更是经方之首桂枝汤的重要组成。肝木生于肾水，故地黄归经于肾，为诸家喜用。气血为阴阳互根，故黄芪亦常建功，如当归补血汤法。

虚痛者,又须考虑经血发于冲脉,气血生于脾胃,故建中祛湿宜为常法,多用党参、白术、茯苓、薏苡仁、芡实、山药、白扁豆、莲子、白果、生姜、大枣、蜂蜜等。

(3)妇女尤重肝经,责在肝郁。惟肝郁者,多致热结。故常须斟酌以丹栀逍遥散之属,以降雷火,而助生发。

月 经 失 调

~~~~~~

月 经 病 各 论

时逸人

一、经来先期

经来先期者,经至之期,按月超前而致,或早一二日,或早三五日,或有早至七八日以上者,则属一月经再见矣。其超前而至,有太多者,有太少者,兹以其症状之不同,而分别述之于下。

(一)血热内壅之经事先期

[原因]血热内壅,致体中之血液运度失常,盖神经与细胞,得热则兴奋,故超过常度,使卵巢之分泌液早熟。

[病理]人体之内,有适当之温度,是曰"体温",保持其平均之度者,则为常人,其太过不及,皆为病征。古说以命门属肾,一阳藏于二阴之内,少火生气,为体温之大源。近代医家知副肾髓质之分泌液,为碱性,有迫血上行之作用,设其分泌太过,则内热之症因之而起。血液中含有铁质,吸收养气,化燃烧作用,体中热度太过者,必传于血分,故曰"血热"。

[诊断]每月经来,超前一二日,或三五日,或多或少,其多者,属阴虚;若超前而少者,属热甚。但虚与热之辨,仍当以脉症详之。有谓超前七八日以上者,为气血俱热,或称为"子宫热"。其实全体之内热则均热,不当如是分别。故血热并于上者,为目赤、口糜、鼻衄、烦渴等症;血热并入子宫,卵巢受其熏灼,必致经来先期矣;其脉多弦数,舌赤、尖有朱点,苔色微黄。

［症候］面赤口渴，渴喜冷饮，心中烦热，经色紫或鲜红，其气腐臭，或有少腹阵痛，腰膝酸软等症。

［治法］热甚者清其热，阴虚者滋其阴，选用傅氏方，清热宜清经散，滋阴宜两地汤。

［处方］地骨皮三钱，粉丹皮钱半，杭白芍四钱，大生地五钱，青蒿梗钱半，白茯苓三钱，川黄柏一钱，青子芩钱半。上方水煎服，连服二剂（加减清经散）。

大生地五钱，京玄参三钱，真阿胶三钱（后下烊化），地骨皮三钱，生白芍五钱，大麦冬三钱。上方水煎服，连服五剂。

［说明］方之于病，惟求恰当而已。兹篇选用傅氏二方，分量药味皆略为加减。子芩清热，治经期超前有捷效，古方有一味子芩丸，其故可深思也。龟板、鳖甲能治子宫内膜发炎。盖寒以清热，重以达下，用以治经水先期由于内热者，必能获效也。

（二）郁怒不舒之经事先期

［原因］精神受环境之感触，易其常态，或为忧郁，或为忿怒。吾国现时妇女，多半在旧礼教压迫之下，夫受相当教育，故不通世故，而且执拗，稍有不如意之事，必作忧郁，甚则忿怒，历时既久，亦足使月经受其影响而发生变化。

［病理］人当忧郁之时，则感觉、运动诸能力同时减退，血行迟滞，静脉扩张，肺气不舒，时作太息，胸闷脘满。而郁极不舒，必有暴发之日，则忿怒是已怒，则肝气横逆，即肝细胞之分泌素，具迫血上行之作用，兴奋太过，戟刺运动神经之中枢，发为头晕、胁痛、肢体拘急、血液发酸而腐败及心烦躁急等症。俗说以为神经病，古说归之肝病。因郁怒之故，而肝脏易受病也。肝为体中最大腺体，分泌胆汁，制造肝糖，且营兴奋神经之作用，其工作较勤，故需要营养成分较多，其受病亦易。凡郁遏不舒，及忿怒太过，血液不能运行当道，肝脏必发生变化，而为肝气横逆，经脉沸腾，月经遂先期而至矣。

［诊断］经期超前之原因甚多，实不限于郁怒不舒之一种，惟头晕、胁痛、胸闷满、吞酸吐苦、脉弦、苔白为郁怒不舒者必有之现状。郁则血行迟缓，而脑部贫血；怒则血行加逐，而脑部充血，皆足以使头部昏晕。两胁为肝

脾之部,肝脾充血而肿大,故胁下痛。胸闷脘满为肺胃不舒之现象,胃酸停滞则作酸,胆汁上溢则口苦。脉弦乃紧急之象,属经脉之强直,气郁之不舒,忿怒太过,神经运动中枢受肝细胞分泌液之载刺而兴奋过度者,多有此象。世俗以为木来克土,误矣。以斯意辨别,则知郁怒不舒之经来先期,与他种不同也。

[症候] ① 郁闷不舒者,精神困顿,感觉减退,懒于运动,静脉郁血,肺气不舒,时作太息,胸闷脘满,脉弦滞,舌赤苔白,饮食不畅等症。② 忿怒太过者,头晕胁痛,肢体拘急,吞酸吐苦,心烦躁急,胸闷脘满,脉弦而数等症。

[治法] 因郁遏不舒者,舒其郁;忿怒太过,生津液以养肝。选用八味逍遥及一贯煎二方,加减治之。

[处方] 全当归二钱,青子芩钱半,青柴胡五分,白扁豆三钱,生白芍三钱,炒山栀钱半,淮山药三钱,白茯苓三钱。上方水煎服,连服三剂(加减八味逍遥散),治郁遏不舒。

当归身三钱,北沙参钱半,生牡蛎四钱,川楝子钱半,大生地三钱,生白芍三钱,女贞子三钱,小川连八分,吴萸二分(同炒)。上方水煎服,连服五剂(加减一贯煎),治忿怒太过。

[说明] 古之医者,以逍遥散一方,统治诸郁,谓"木郁达之,木郁解而诸郁皆解也"。薛立斋、张景岳皆以此为惯技。清代吴鞠通氏谓"逍遥散之主治,惟宜郁遏不舒者,以擅其升达之用,若忿怒太过之症,既已上升为病,复用逍遥,直是助纣为虐"。惟吴氏拟用新绛旋覆花汤以疏通肝著,此专为痰浊瘀血凝滞者而设。若津液虚弱,肝阳独旺,发为心烦躁急,忿怒太过之病,新绛旋覆亦非所宜,余故选用魏玉璜之一贯煎加减治之,庶几合拍。至郁遏不舒而兼有痰血塞滞凝结者,以用六郁汤法,如香附、山栀、苍术、建曲、赤芍、滑石、通草等类,方足以化其滞而开其郁。

(三) 气血虚弱之经行先期

[原因] 气血虚弱,血管薄弱,气血运行失常,致子宫内膜之血液,稍停留,即破裂外出。

［病理］动脉有注射力，静脉有吸收力，此尽人所知也。惟气血虚弱之人，动脉之注射力减少，而血行迟缓；静脉之吸收力减少，而毛细管郁血，子宫内膜之毛细管因郁血而破裂，则血液不时漏下，而成为经来先期。我国古说谓为心脾内虚，气血因而虚弱，冲任失职，不时漏下。盖古说以为心生血、脾统血，脾虚气弱，则不能统血，而血液于以漏下，且其来必多。此气血虚弱而为经行先期之原理也。

［诊断］舌苔虚白胖大，脉来虚软无力，足征其为气血虚弱之现象。

［症候］身体虚弱，精神困倦，少气不足以息，头昏目眩，心悸怔忡，饮食无味，或不思饮食，每月经期必超前而至，色多鲜红。

［治法］宜补心脾之气，益气血之虚，拟归脾汤加减治之。

［处方］炙黄芪三钱，炒白术钱半，炒白芍钱半，五味子五分，潞党参钱半，白茯苓三钱，炙甘草五分，大熟地二钱，当归身钱半，广木香五分，兴化桂圆肉十枚（先煎代水）。上方水煎服，连服三剂或五剂，以愈为度（加减归脾汤）。

二、经行后期

后期之至与先期适成反比例，不过超前落后之不同耳，其原因病理大略相同，其不同者，一为激动月经早期排泄，一为致月经排泄机能障碍，较平常略为迟缓。兹研究其不同之点，分别述之于下。

（一）血室虚寒之经行后期

［原因］身体羸瘦，气血不足，卵巢之机能减退，不能按时产生卵子，或积有寒邪凝结，致血行障碍而经行后期者。

［病理］寒邪之凝结，即血液循环之涩滞，血液运行之能力减退，卵巢中所供给之营养成分不足，故不能按时产生卵子，发为经行后期，此乃因寒而致虚者。又有因虚而寒者，即身体素本气血虚弱，下部复感寒邪则虚寒相搏，发为经行后期，亦事之数见不鲜者。

［诊断］舌色淡，苔薄白，此血分有寒之征兆；或白而厚腻者，乃寒湿痰浊之凝滞。脉象两尺沉弱而迟，或沉紧者，甚或六部皆现沉弱沉紧之象，大

抵沉迟宜温补,沉紧宜散寒。经来色淡而少,亦有经色如常、排泄之量不减少者。惟以色淡而少,为血海虚寒之确证;若经色如常,其量亦不减少,苟为属于虚寒者,当以其全身证状诊断之。

［症候］每月经来,迟三五日,或迟七八日,色淡而少,或作晦黯色,腰酸腹痛,头目昏眩,心悸怔忡,饮食减少,间有身热自汗等症。

［治法］散其寒邪,补其虚弱,补虚用加减温经汤,散寒用坐药。

［处方］鹿角霜三钱,台乌药钱半,川桂枝一钱,炒川芎八分,巴戟肉三钱,全当归三钱,淡吴萸五分,杭白芍钱半。

身热加炮姜五分、炙甘草五分、麦门冬钱半,自汗加浮小麦三钱、炙黄芪二钱,饮食减少加生、熟谷芽各三钱。上方水煎服,连服三剂(加减温经汤)。

蛇床子一两研成细末,和入扑粉二钱,或加肉桂、吴萸、麝香、艾绒、小茴等更佳。上药(坐药方)以绢袋盛之,大如指,长三四寸,纳入阴中,一日一夜,更换一次,下清冷黄水,自愈;外用艾汤熏洗,尤佳(坐药方)。

(二) 生冷寒滞之经行后期

［原因］经行之际,误服生冷寒滞之物,或行冷水浴及游泳等事,血液因寒而凝,故经行后期。

［病理］经水之源,为卵巢之分泌液流入子宫,及子宫黏膜之分泌液,子宫内膜之毛细血管破裂外出之血液,同时流下。设排泄之际,适遇寒冷之载刺,或误服生冷之寒凝,则血液循环失常,卵巢分泌力退减,发为经行后期。

［诊断］脉多弦紧,紧为寒搏之象,右关兼滑兼郁滞,如沉弦之脉有郁遏不舒之象者,为生冷宿食之停积。舌色白而苔腻,或有灰黑色。或大腹疼痛,为酸冷之物凝滞在胃;或少腹疼痛,为子宫内壁之血液因受寒凝结之故。

［症候］始则大腹,或少腹疼痛,每月经来,后期三五日,或六七日,或有身热、不寐、口渴、头晕等症,亦有不觉其他困苦者。

［治法］宜温经散寒,宗乌药散加味(加减乌药散)。

［处方］台乌药钱半,制香附二钱,川桂枝一钱,制延胡钱半,广陈皮钱半,川楝子一钱,淡吴萸四分,全当归三钱(加减乌药散)。

身热、头晕加荆芥、苏叶各钱半,口渴、不寐加茯苓、苡米各三钱,因内有寒凝之故,宜分利淡渗之。上方水煎服,连服二剂。

（三）血热内炽之经行后期

〔原因〕热血内炽,津液干枯,络血燥结,发为经行后期。

〔病理〕昔贤学说谓"寒则血凝泣,热则血沸腾",故以前超为热,落后为寒,此其常也。然亦有因高度炎热之熏灼,血液浓厚而致干枯,子宫内膜血管之紫血积滞益甚而为瘀结,虽受卵子之冲激,暂时不能外出,必待卵巢分泌液充满子宫,方始破裂而下。此因热而致经行后期之病理,与因寒而致经行先期者适成反比例。

〔诊断〕脉沉数而郁滞,舌绛苔黄,足征其为血热潜伏之故。

〔症候〕经行后期,色紫黑而气极臭腐腥秽,口渴喜饮,心中烦闷而热,大小便解而不畅,少腹阵痛等症。

〔治法〕清热导浊,拟加减芩连四物汤治之。

〔处方〕大生地五钱,赤白芍各二钱,京玄参三钱,吴萸炒小川连六分,泽兰叶钱半,青子芩二钱,川楝子钱半,肥知母二钱,赤茯苓三钱,飞滑石二钱。上方水煎服,连服三剂（加减芩连四物汤）。

〔说明〕因热而致经行后期,在学理上之研究亦当应有,在临症上之经验亦属常见,爰本实验之发挥,参入此条,以补妇科书之缺略。

（四）痰浊阻滞之经行后期

〔原因〕膏粱自奉太过,脂肪阻滞消化不良,积滞于内,酝酿成湿,乃生痰浊。因痰浊之阻滞,妨碍卵巢之分泌,发为经行后期。

〔病理〕思想与运动,乃吾人身中天然之能力,二者不可偏废。惟吾国妇女,解放者少而守旧者多,往往长于思想而短于运动,已成不可掩之事实。在贫寒之家,服务家事,以代运动,故于体质方面,较为强健；若在富贵之家,安闲好逸,运动废弛,加以膏粱自奉,脂肪阻滞,致成消化不良,饮食精华,不能运行以营养全体,乃停滞而为痰浊。其壅于中者,为胸闷、脘胀、恶心、呕吐等症；滞于下者,为白滞、白淫等症；使阻胞中,妨碍卵巢之分泌,则发为经行后期之症状。

[诊断]舌苔淡白而黏腻,脉软而滑,或沉而缓,此痰浊停滞,肺胃之气不宣,心脏及动脉受其影响之故。经行后期,色淡而少,或白带夹下,凡此皆痰湿为患之象。

　　[症候]每月经行后期,平素白带甚多,或经水白带杂下,身体肥胖,安闲好逸,不耐辛勤,故痰浊得以凝滞。

　　[治法]用辛温快脾、芳香化浊合剂。

　　[处方]制香附钱半,生茅术钱半,白茯苓三钱,砂仁末八分,新会皮钱半,香佩兰二钱,潞党参钱半,炒半夏钱半,炒苡米三钱。上方水煎服,连服五剂(加减香砂六君子汤)。

　　[附论]经行或先或后,或多或少,无定型者,多由肝气郁遏,肾阴内耗,或脾胃虚弱,中气受戕,以及思虑之太过,忿怒之不已,皆足令发生如是之症状。读者于前列各症,方法症候中,详细考察,则不至歧于路矣。

(节选自《医学杂志》1933 年 4 月之《妇科调经证治》)

论月经超前落后之治法

杨俊才

　　《内经》曰:"女子二七而天癸至,任脉通,太冲脉盛,月事以时下。"月事者,月经也;月经者,乃子宫之排泄物也;一月一临,不失其期,是为无病。有因其体格之不同,稍有前后者,然不过三四日之相差耳;若早则十日半月,或二十余日,谓之月经前期;若三十余日,四五十日,或二三月而至者,谓之月经后期;皆为月经不调之症。每致疾病蜂起,生育艰难,甚则形神枯竭,生命夭亡。方书以经来超前属热,落后为寒,热则清之,寒则温之。然清之而经仍超前,温之而经仍落后,此非药之不效,实误于一偏之辞也。

　　盖月经超前之理,不一而足,其最普通者为血热内壅,或气血虚弱,或郁怒不舒,或痰湿中虚。其由血热内壅者,致体中之血液运行失常,神经兴奋过度,卵珠早熟,而经乃先期;其亦有因阴虚而内热,加以相火妄动。经淡而少,当滋其阴,宜两地汤;经色深红而多,纯为热甚,当清其热,宜清经散。更因气血虚弱，而经期先来，凡气血虚弱者，血管薄弱者，血管薄弱，动脉之注射力减少，而血行迟缓，静脉之吸收力减少，而毛细血管郁血，子宫内膜之毛细管因郁血而破裂，则血液不时漏下，乃成经来先期。吾国古说，脾肾内虚，冲任失职，统摄无权，时时而下，且经色淡而绵绵不止，食少便溏，重于脾经；色淡而下行稀少，头眩腰痛，重在肾，拟归脾汤加减。又有由于郁怒不舒者，盖女子性情执拗，易受感触，或为忧郁，或为忿怒，因而血液循环乖度，遂致血不涵木，肝气横逆，经脉于是乎沸腾，月经因是乎先期。经色红多而热者，精神困顿，胸闷脘满，脉弦滞而舌赤苔白，郁遏不舒也，当舒其郁，八味逍遥散；头晕胁痛，吞酸吐苦，烦躁胸满，脉弦而数，忿怒太过也，当生津养肝，一贯煎。更有由于痰湿中虚，盖中虚者，脾胃衰弱，不能将饮食尽化精微，稽留肠胃，得相火内炽，酝酿而为痰湿；是故中愈虚而痰湿愈甚，痰湿愈甚而中愈虚，痰湿蕴久生热，扰动荣血，波及子宫壁膜充血，称聚益易，流行益速，遂亦经行先期。经来必色淡而黏，浊多而不爽，治宜补中去湿，用补中益气汤，略加清火之品。于是知经行先期，未必尽由于热，可无惑矣。

今当进而论经行后期，究经行后期之原，亦颇复杂。最普通者，有血室虚寒，有生冷凝滞，有痰浊阻滞，有血热干枯等别。血室虚寒者，因身体羸瘦，气血不足，或受寒邪之凝结，血液循环涩滞，运行能力减退，卵巢中所供给之营养成分不足，故不能按时产生卵子，发为经行后期；经水必淡少，少腹冷痛而喜按，治宜补其虚，用加减温经汤散其寒。其因生冷寒滞而经行后期，血液遇寒冷之戟刺，循环失职，卵巢分泌力减，发为经行落后；少腹痛而拒按，经水如黑豆汁，宜温经散寒，宗乌药散加味。更由于痰浊阻滞而行经落后，不由于寒者，此因安闲好逸之妇，好以膏粱自奉，懒于操作家务，且终身不事运动，脂肪阻滞，致成消化不良，饮食精华不能运行以营养全体，乃停滞而为痰湿，壅于上则胸闷脘胀、恶心呕吐等症，滞于下则白带、白淫等症。于是卵巢与子宫黏膜发生障碍，不能照常分泌，遂为经行后期；经水如屋漏水，心胸嘈杂，用辛温快脾、芳香化浊，投香砂六君子汤加减。更有血热内炽之经期落后者，盖血热内炙，血络燥结，血液干枯，子宫内膜毛细管之血亦同时积滞而成瘀结，虽受卵子冲激，暂时不能外泄，必待卵巢之分泌液充满子宫,方始破裂,而经乃不得不后期矣;经色紫黑而气极腥秽,治须清热导浊,拟加减芩连四物汤治之。由此可知经行后期,未必尽由于寒。

大抵调经之法,最重理肝,因女子以肝为先天,肝为腺体之主宰,又为藏血之脏,全身血液,供求不相应,赖其所藏,以资调节,故就腺体言,肝与月经有关,即就血液言,亦与月经有关。次重脾胃,因脾胃为后天之原,血液赖以生化。余则按证之寒热虚实而施治,此调月经超前、落后之大法也。

(《医界春秋》1935 年 7 月)

妇女月经不调及不通之研究

李江中

月经不调

[定义] 方氏曰:"月经不调之中,有经期超前者,有经期落后者。"

[原因] 薛立斋云:"《经》曰,饮食入胃,游溢精气,上输于脾,脾气散精,上归于肺,通调水道,下输膀胱,水精四布,五经并行。"东垣先生谓:"脾为生化之原,心统诸经之血。"诚哉是言也,窃谓心脾平和,则经候调矣。苟或七情内伤,六淫外侵,饮食失节,起居失宜,脾胃虚损,心火妄动,则月经不调矣,有先期而至,有后期而来者。

江中按:经血先期而至者,是谓血热也,月经遇热,则血妄行散溢,于是子宫内部发生充血,子宫黏膜微丝血管,受血热胀破,故令月经先期而来,来而较多,所谓早经是也。经事落后者,是为血虚有寒也,由于体质虚弱,血液供给不足,生血不旺,再兼子宫内受寒气,阻滞血液循环,于是子宫内之血液不得充足,故经事落后,其来较少。

[治疗] 《准绳》云:"先期而至者,宜凉血清热固经;后期而至者,温补经血兼逐寒。"《女科要旨》云:"经血先期而至者,四物汤加芩、连、知、柏;后期而来者,四物汤加姜、桂、艾叶。"丹溪云:"经水不及期而来者,血热也,四物汤加芩、连、香附;过期而血少者,四物汤加人参、白术之类。"

(节选自《现代中医》1937 年 5 月)

经病答商桂英

盛心如

敬启者,闻先生存普济,术著岐黄,刻间阅家兄贵刊内容之读者信箱栏内,尽皆难疗奇疾,先生一一皆能答复,而济世之心可见矣。兹者妹年十八岁,素患背痛,家慈只云受伤,曾服田七四两,未见获效,而于旧年自杭至家,于车中忽然受非常惊恐,时乃月事之期,继后即月事错杂,或一月二至,或二月一至,而近日头疼眩,脉略大,妹在闺中亦不敢告知父母,故于贵刊中顾问,祈速于近日出版之杂志刊出,则受恩莫大焉。

妹商桂英裣衽

答:

桂英女士,贵体素患背痛,或非受伤,今患月事不调,拟方试服。软柴胡八分,左秦艽一钱五分,全当归三钱,紫丹参三钱,粉丹皮三钱,滁菊花三钱,白夕藜三钱,杭白芍三钱,焦白术二钱,白茯苓三钱,制香附三钱,远志肉一钱五分,怀牛膝三钱,月季花五朵。临经后服五六剂。平时可服逍遥丸。

心如

(《光华医药杂志》1937 年 6 月)

逆经证治　续第七期妇科略说

周越铭

经不下行反从上逆,谓之逆经。其证每逢经期一二三日之前,或吐血或鼻衄,或齿衄,诸药不能止,即其候也。原其病因,或风阳潜煽,或痰热阻遏,或过食姜辛,或频授温补,或素多抑郁,或兼受温邪,以致血不循经,因而上溢。治法不外顺其气机,通其经络。如郁者散之,热者清之,有邪者解之,引血归经,导之使下,而病自除。如六脉缓滑,但与通经,宜丹参饮。如脉见弦滑上溢,是热盛风生,迫血上行,宜犀角泽兰汤。

丹参饮方：丹参，生地，桃仁，牛膝，茯苓，白微，滑石，茺蔚子。丹参补血行血，生地凉血活血，桃仁润血分之燥，白薇清血分之热，茺蔚子去瘀血、生新血，加滑石利窍，茯苓行水，合牛膝以引血下行也。（未完）

犀角泽兰汤方：犀角、泽兰、元参、旋覆花、生地、花粉、茯苓、牛膝、桃仁、泽泻。犀角咸寒，清营分之热，故以为君；泽兰、旋覆，气皆芳香，能使阴浊下降，故以为臣；生地、元参，滋水而抑浮游之火，茯苓、花粉，清热而消停滞之痰，故以为佐；牛膝、桃仁、泽泻，其性皆降，能引诸药下行，故以为使。此与前症皆逆行之候，而内热为盛，故用药如是。

（《绍兴医药学报》1909 年 2 月）

【本章按语】

月经失调是妇科的常见病症，月经先期、月经后期、月经先后无定期、月经过多、月经过少等均属于月经失调范畴，本章中民国期刊所论述的月经失调主要为月经先期、月经后期。

《月经病各论》将月经先期分为血热内壅、郁怒不舒、气血虚弱三类；月经后期分为血室虚寒、生冷寒滞、血热内炽、痰浊阻滞 4 类。并从原因、病理、诊断、证候、治法、处方等方面进行详细阐述。指出子芩清热，治经期超前有捷效。对郁怒不舒之经事先期，不可用逍遥散一方统治，若为忿怒太过、津液虚弱，加减一贯煎更为合适。若为郁遏不舒、痰血凝结，可用六郁汤法化滞开郁。这些既是作者的经验心得，也是中医辨证思维的一种体现。对经行后期，本文补充了血热内炽型，作为妇科书的补充。对血室虚寒之经行后期，治疗除了常用的中药饮片处方，还有坐药纳入阴中和熏洗等外治法。

《论月经超前落后之治法》从病因病机、辨治方药等方面对月经先期和月经后期分别进行了论述。对方书以经来超前属热，落后为寒提出了不同的观点，认为"经行先期，未必尽由于热"，可能是由于血热内壅，或气血虚弱，或郁怒不舒，或痰湿中虚等。"经行后期，未必尽由于寒"，可能是由于血室虚寒，或生冷凝滞，或痰浊阻滞，或血热干枯等。对痰浊阻滞型月经后期进行了病因分析，认为安闲好逸之妇，膏粱自奉，不事运动，而致月经后期，方用健脾化湿的香砂六君子汤加减。可见当时的医家对此类月经后期已注意让患者加强运动,控制饮食,并运用健脾法调治月经。

《妇女月经不调及不通之研究》结合古籍文献,从定义、原因、治疗等方面对月经先期和月经后期进行了论述。月经先期的治疗主要从凉血清热立法,方选四物汤加芩、连等清热之品。月经后期的治疗主要从温经散寒立法,方选四物汤加姜、桂或人参、白术等。

《经病答商桂英》展示了民国期刊的一种病例书面诊疗形式,在当时的许多期刊中专门设有读者信箱之类的栏目,患者将自己的病情以书面的形式寄送,有医学专家在出版的刊物上刊登答复。本例答复的专家盛心如是当时的名医,是经社八才子(民国年间,沪上名医陈存仁等人组织一个诗酒沙龙,每月聚餐一次,参加者有秦伯未、程门雪、陈存仁、严苍山、盛心如、张赞臣、章次公、余鸿孙等,人称经社八才子,八才子不仅医术精湛,而且个个多才多艺,每次聚会都带着收藏的医药文物和文房四宝,诗酒鉴赏之余,即席挥毫作画,展示书法)之一。此例为月经失调案,患者经期受惊后出现月经失调,医者予经期服用逍遥散加丹参、牡丹皮、月季花、香附等活血理气之品,以疏肝解郁、活血调经;平时予逍遥丸调理。

总之,本章中的临证思路和用药方法对后学者有启迪和拓展思维之裨益,可供参考借鉴。

调经种子

不 孕 论

胡润屿

求孕人有同情，有孕亦是易事，然易者自易，难者自难。男女之际，调摄两得其方，则难者亦易。盖男以保精为主，保精贵寡欲，女以调经为主，调经贵养性。寡欲则精气足，虽不中不远矣。设或先天不足，尺脉无力，以药培之，精薄不凝，则益其气，而男可偿求孕之愿矣。惟女子调经，洵不易易。书云：妇人和平，则乐有子，和则气血充，平则阴阳调。和平之气，三旬一见，书言诚不诬也。尝见幽闲贞静之女，守顺从主义，无怒容，无疾言，即或事稍拂意，亦以达观态度处之，且于饮食之间，抱卫生宗旨，斯气血充旺，经脉自调，风和雨顺，万物化生，人道亦天道也。非然者，肝旺乘脾，久必食少面白，气血两虚，更或经期不慎，酿成血寒、血热、气滞等症，甚至淋漓带下，稀数频来，内热血枯，逾期不至。如是虽有保精之男子，亦安能望其有孕耶。读陈修园《女科要旨》种子论一篇，一曰择地，二曰养种，三曰乘时，四曰投虚，其言诚是也。曰择地则女子之经宜调，曰养种则男子之精宜保，古今医博，所见略同。至乘时投虚，有医学常识及清心寡欲者，或可达其目的，若色欲亢进之辈，庸愚昏钝之夫，人既难言，彼亦不信，必乘时投虚，似可不必固执，只能养种择地，未尝不可幸获。夫腴地不发瘠种，大粒不长硗地，男子寡欲，女子养性，此求孕之要着。而要着中之最，尤在养性。女子能养性，心气和平，营卫调畅，经不愆期，胡为而不孕。至若暗经之女，身体丰腴，无灾无害，未闻有受孕者也。间有暗经而中年不孕，郁生乳岩，溃烂而死，余之胞姑暨胞姊皆是。余略谙医术，未明其理，愿高明进而教之。

陈无咎曰：妇人不孕之原因甚多，而子宫之为湿阻，尤其大端，余于妇科难题不孕一篇，曾详述无遗。故男子之寡欲，妇人之调经，虽足为受孕之阶梯，然苟不注意子宫之有无湿在，未免偏于理想，而违医从实验之旨。陈修园择地养种、乘时投虚之论，其义虽可引伸，然安得每人而说之，姑不如节制生育之说，反博得一般学人之同情也。至妇人暗经，郁生乳岩，初起气实，宜服清肝解郁汤，气虚宜服香贝养荣汤。若郁结伤脾，食少不寐者，宜服归脾汤，外俱用木香饼熨法消之。若至溃烂，必兼补气血，方能收口。参考古人学说，尚非不治之证也。

（《神州医药学报》1914 年 6 月）

调经种子之两验案

严苍山[①]

坤道属阴，以血为主，血有余则行经，经调则有子，血有病则经不调，经不调则孕难，是以种子先宜调经，调经先宜治血也。调经之道，须察血之寒热虚实，而为温凉补泻之用。又有白带过多，亦使血病而经不调，则处方不特治血，并宜止带矣。如余所治二案，一因带多，一因虚寒，皆致经不调，孕育难，经治后一已抱子，一已叶熊罴之梦，姑录之，以实中医世界。

乙丑夏，暨南大学教授曹聚仁夫人，病湿温转疟，予为治愈后，悉婚已六载，未曾破腹，以调经种子，请审其白带颇多，经行先后不定，腰酸头晕，脉来弦细而涩。此因带脉不固，精液下渗，冲任随之亦虚。处方宜着重治带，并与养血调经，乃拟归、芎、芍、术、川断、炒杜仲、醋炒海螵蛸、升、柴、龙、牡、葳

---

① 严苍山(1898—1968)：字云，男，浙江宁海人，奕世儒医。20 世纪 20 年代，中医事业处于风雨飘摇中，自 1927 年起，与秦伯未、章次公、许半龙、王一仁筚路蓝缕，创建中国医学院，从事中医教育事业，后又执教于新中国医学院。20 世纪 20 年代末，主持四明医院（上海中医药大学附属曙光医院前身）工作。1962 年被聘为上海市中医文献馆馆员。著有《疫痉家庭自疗集》《续编古今要方 94 首》，编纂《汤头歌诀正续集》《增辑汤头歌诀正续集》。

喜丸等,数剂而带渐止。时值冬令,为疏膏方一剂,合补养奇经八脉之品二十余味,煎服后,明春即受孕,产一女已四周矣。

同乡周梦熊,业航务,娶富家女,皙白顾硕,三年不孕。梦熊以熊不梦,家人望子綦切,求治于予。望其色肌松气虚,已知梗概,诊其脉沉迟微细,苔白滑,经来腹痛,色黑后期,大便时溏,纳不佳。病原遂了然于胸,辄为疏方。案曰:冰冷之渊,鱼虾不生,霜雪之地,草木不长,今血海虚寒,焉望其能孕育乎?平昔夏饮冰,冬食果,病原之来,盖有渐矣。乃用参、芪、川芎、归、芍、川断、杜仲、艾绒、炮姜、附、桂、香附、木香、菟丝子、小茴香、枸杞子等,出入数十剂,煦暖下焦,双补气血,纳食渐增,脉象渐振,惟经事尚逾月不来,初仍以为病也。迨余返里月余日,至今春出沪,渠已更医数诊,不曰积血,便曰血枯,药偏攻偏补,余急止之。按其脉滑流利,且喜寐呕恶,明明恶阻之象,盖已蚌蛛暗结矣。近则大腹便便,讵产不远,家人见余,殊形感激也。

(《中医世界》1929 年 12 月)

妇人不孕之种种

秦伯未

妇人不孕,西医重于检验子宫,或责子宫歪斜,或责子宫肿闭,余谓此仅指其有形者耳。有形者或可用手术,其有无形者,岂刀割所能治耶?何谓无形?如《圣济总录》曰:"妇人无子者,由冲任不足,肾气虚寒也。"缪仲淳曰:"风寒来袭子宫,则绝孕无子,非得温暖药,无以去风寒而资化育之妙。"朱丹溪曰:"妇人久无子者,冲任脉中伏热也。"陈良甫曰:"妇人有全不产育,宜荡胎汤以下积血。"盖不孕之因,有虚寒,有风冷,有伏热,有积血种种。端官对症用药,方克收十全之效也。

兹将习见而曾经实验各症,分列于下,限于篇幅,不详理论。

(1)身躯瘦弱,性躁多火,经水不调,子宫干涩,宜补肾平肝。用熟地、萸肉、归身、白芍、女贞、首乌、桑椹等品。

(2)肥胖之妇,气虚湿滞,不能化精,反化为涎,浸润胞胎,闭塞子宫,宜补脾胃以壮阳气,化痰水以去闭塞。用人参、黄芪、白术、当归、柴胡、茯苓、陈皮、半夏等品。

(3)怀抱素恶,遇事嫉妒,肝气郁结,任带两伤,宜解肝郁,以通心脾肾三经之气。用当归、白芍、白术、丹皮、香附等品。

(4)骨蒸夜热,口干舌燥,咳嗽吐沫,胞胎热伏,宜补肾阴而清骨热。用元参、沙参、地骨、丹皮、天冬、鳖甲等品。

(5)下身冰冷,非火不暖,胞胎虚寒,不能化育,宜补心肾之火,以暖子宫。用附子、补骨、菟丝、巴戟、炮姜、人参等品。

(6)带脉拘急,腰脐不舒,倦怠欲卧,带下纳呆,宜补脾胃之气血,使带脉有维系之力。用白术、山药、黄芪、杜仲、巴戟、人参、苁蓉等品。

虽然不孕之症不能专责妇人,惟居妇科立论,亦自有不孕之道,盍细审之。

(《中医世界》1934 年 1 月)

种子条解须知

吴香圃

求嗣之要点,在乎男精女血充实而无病也。男以补肾为要,女以调经为先。男子肾气不足,则有精滑、精清、精冷者,及临事不坚,或精流而不射,或梦遗频数,或便浊淋涩,或好女色娈僮,以致阴虚阳枯,或过于强固,胜败不洽,或素患阴疝而肝肾乖离,此外阳衰多寒,阴虚多热。似此者,皆男子之病不得尽责于妇人也,虽广蓄姬妾,徒自戕贼性命,亦将早丧也。女子之不孕,则有经期赶前错后者,有一月两至者,有两月一至者,有枯绝不通者,有频来不止者,有行经前后腹痛者,有经色黑紫淡白者,有瘀为条为块为片者,有精血不充,下元虚冷而白带、白浊、白淫者,有子宫多寒独阴不成,有血中伏热而孤阳不生者,有气滞血瘕血癥,子藏不收,月水不通者,皆女子之病,不能育胎摄胎者也。

妇人无有不生育之理,而竟不受孕者,皆由经水不调,内受七情之伤,外感六淫之邪,或阴阳相乘,或气血偏枯所致。若经水调顺,身无他病,而亦不孕者,一则身体肥盛,脂满子宫,而不纳精者,或胞胎受寒,以致精冷不能成胎也,或身体羸瘦,子宫无血而血不包精也,即孤阴不生、孤阳不长之理也。人身之气血,皆有虚实之分、寒热之异,脉象不宜太盛而数,数则为热;不宜太弱而迟,迟则为寒;不宜有力而实,实则正气虚而乘之也;亦不宜无力,无力气虚血少也。受以上之症,皆不能受妊者也。

　　天地生物,必有氤氲之时,万物化生,必有乐育之候。如猫犬至微,将受妊也,其雌必狂呼而奔跳,乃氤氲乐育之气触之而不能自止也,此天地之节气生化之真机也。《丹经》云:一月只有一日,一日只有一时,凡妇人每月行经一度,必有一日氤氲之候于一时,气蒸而热昏而闷,有欲交接不可忍之状,此的候也,于此时顺而行之,则成胎矣。男女媾精,万物化生,则偏阴不生,偏阳不长,理之必然者。夫妇交媾而不适其会,乃偏阴偏阳之谓也,则无子者,而委于天命,岂不谬哉。

　　求嗣用药饵以养精血,候月经以种孕育,多用峻补以求之而未得,竟害己者,深可惜也。拜名师而得有秘授焉,一曰择地,二曰养种,三曰乘时,四曰投虚地。择地者,言妇之血也;养种者,言夫之精也;乘时者,言精血交感之会也;虚地者,言去旧生新之初也。如不受胎者,气盛血衰之故也,衰由伤于寒热,感于七情,气凝血滞,荣卫不和,以致经水前后多少,谓之阴失其道矣。

(《国医正言》1936 年 2 月)

　　父不种子者,气虚精弱之故,弱由色欲过度,伤于肾经,力薄而不能远射,谓之阳失其道也。调经养精之道,不可不讲,待时而动,乘虚而入,月经来逾三十时辰,则秽气涤净,新血初萌,乘此时以投之,情窦开动,两情美感,真元媾合,如鱼得水,久不受孕者,亦可受孕矣。

　　子嗣有无全在男子,而世俗专责于妇人,此不通之论也。男子不拘老少、强弱、康宁、病患,不拘精易泄难泄,只须清心寡欲。盖以君火在心,相火在肾,心不清静则火欲动而心自跳,肾先心后,以阳烁阴,气从乎降,而丹田失守,已失元阳之本,色欲若能寡,则肾阴足,阳从地起,心先肾后,以水济火,乃气主乎升,而百脉齐到,斯成化育之真机。至有孕而小产者,有产而不育,有育而不寿,有寿而黄耇无疆者,皆由男子心之动静,欲之多寡,分为修短耳,世人不察,以小产专责妇人不育,专付之儿寿夭,不亦谬乎?少年生子,多有羸弱者,欲勤而精薄也;老年生子,反多强壮者,欲少而精全也。好饮者子多不育,酒性栗悍,火毒乱精,湿热胜也。

求子务必保精,今人无子者,往往勤于色欲,岂知施泄无度,阳度必薄,纵欲适情,真气乃伤,妄欲得子,其能孕乎?夫男象天主施,女象地主受,一施一受其妊始成,今其所施,全非先天浓郁之气,不过后天浇漓渣滓之物,纵使阴受可化,而实无阳施之用矣。有心种子者,毋伤于思虑,毋耗其心神,毋意驰于外而内虚,毋内伤其志而外驳,毋以酒为色媒,毋以药而助火保精,会神静养日久,至阴阳交媾,两神相搏,一点先天真元之气勃勃,乃生育之机也,即情欲大动之际,万举万当矣。《内经》云:阴平阳秘,精神乃治,阴阳离决,精气乃绝。《老子》曰:必清必静,毋摇尔精。《人镜经》曰:精气盛则生二男。谚曰:寡欲多男子。历历名言,不特老而无子者,当奉为龟鉴,即壮年少子者,亦须尊为节符。

种子药方宜慎,天地之道,贵乎和平。热则阳亢,寒则阴凝,阳亢消烁,阴凝庸杀。人都不察,艰于无子者,购觅传方,希图种子,不知宜于不宜,而偏听如神,按方制服。宜于彼,尚不知宜于此否,遍传种子之方,大抵兴阳助热之品居多,或煅炼金石毒秽悍烈之物,以助房中之乐,不顾丧身之祸,深可惜也。

种子之道,有一言以蔽,种子求嗣,自古迄今,言之不少,其以讹传讹,近于春方采炼者,姑置弗论,即如《道藏经》,以月信止后,单日属阳成男,偶日属阴成女。《广嗣诀》,以经期方止子宫开,及时补种,方能受孕。《褚氏遗书》,以血裹精成男,精裹血成女。东垣以经断一二日感者成男,四五日感者成女。丹溪以受气于左子宫成男,受气于右子宫成女。《圣济经》因气以左动阳资之成男,因气而右动阴资之成女。程鸣谦以精之百脉齐到,胜乎血成男,血之百脉齐到,胜乎精成女。此皆一偏之论,诸说纷纷,或有近理,或有凭虚,殊未免为穿凿。予一言以蔽之,曰寡欲则有子,而寡欲则不妄交合,积气储精,待时而动,以何求而不得欤?然寡欲必先清心,心主血而藏神,心有所动神即外驰,肾志随而内乱,以必摇其精也,轻则梦泄白淫,重则成痈发毒。心为一身之主,苟能扫尽邪思,自然寡欲神清,不惟多子,抑亦多寿,养心莫善于寡欲,正此谓也。

种子饮食当知谨戒,饮食品类,虽人之脏腑各有所宜,胎元先天之气,极宜清净而充实,惟酒多者,最为不宜。酒性淫热,非惟乱性而且乱精。精为酒乱,则湿热其半;精不充实,则胎元不固;精多湿热,则生子胎毒、疮疡、痘疹、惊风之类,率而造端于混沌之初矣。凡求子者,内远七情,外薄五味,大冷大热、辛辣腻滞、有毒等物,当一一戒慎之。

种子日有宜忌,求子交会,古有择吉日良时,天德月德及四时旺相、避忌丙丁。《幼幼新书》,著御女日期诸说,似属迂远不足凭也,惟天日晴明,光风霁月,时和气爽,清宁精神,不待择而得天时之正气,避日月电光之下,神社井皂之侧,冢枢秽污之处,而得地利之灵,以前所云清心寡欲之人,和则得子,必然贤智无病而寿矣。

种子须防暗产,初交之后,最宜将息,弗复交接,以扰子宫,盗泄妇阴,夺养胎之气,而淫火一动,则摇撼督脉胞门不闭,胎始堕矣。惟有一月之堕胎,则人皆不知,但知不受妊,不知其受而堕也,此名暗产。一次胎堕,壮年不妨,屡孕屡堕,则肝脉受伤。自一而再,自再而三,随得随失,犹然莫知。素来无子者,大半是月堕胎,非尽不受妊也。而牝兽无堕胎之患,以牝牡交合有节,怀胎之后,牡兽近前则蹄而远之,是一交而必孕,孕而必育,最善护其胎。怀妊而不远欲,即幸而不堕,生子必脆弱多疾,痘疹胎毒,亦必险逆,慎之慎之。(已完)

(《国医正言》1936 年 3 月)

妇人不孕之商榷

陈嘉谦

徐恺先生大鉴:每读先生在病者信箱栏内,颇多高作,深为仰佩,兹有舍亲夫人结婚六载,未育子女,日前偕舍亲到沪,请汪仲奇先生诊视,据云身体并带暗病,惟身质太弱,以致不能生育之故,并开单服药,亦无见效,心甚焦灼,故嘱鄙人将汪仲奇先生所拟之方,录呈一阅。

"奇恒有亏,结褵六载,未尝孕育,经常愆期,腰疼头痛,且眩,肢体筋骸作酸,脑髓骨脉,同为奇恒之府也,脉法涩温,照奇经可矣。"用:

菟丝饼三钱,甘枸杞二钱,全当归三钱,潼沙苑三钱,淫羊藿三钱,海桐皮三钱,川杜仲三钱,补骨脂二钱,紫石英四钱,炒续断二钱,巴戟天三钱,鹿角屑三钱。

此方未悉能合斯病,祈先生为批评,或再赐教益,是为盼祷,专此敬请。辑安。

弟陈嘉谦读者

覆

嘉谦先生:

大函敬悉。察汪方甚妥,据案载经常愆期,腰疼头痛且眩。斯则经事不调,实不育之大原因也,必须每日服药(临经前后)使经泛如期,方能受孕。从临床之事实加以证明,最快须经过三月之调理,迟则半载一年,亦难预料,今仅开一方服药数剂,而欲责其必孕,天下恐无此易事也。望选择信仰之明医,每月请诊,临经服煎药,平时服丸药,静心调摄,必能如愿。且不为孕原因,不能单责女子一方,在男子方面,亦须同时加以诊察,是否有不孕的成分,此乃确实情形,还望转述于舍亲。

(恺)

(《光华医药杂志》1936 年 5 月)

谈 谈 种 子

沈裁之[1]

唐孙真人集《千金要方》,始妇人而次婴孺,盖体乎造物,首推广嗣也。

---

[1] 沈裁之(生卒年不详):江苏省吴江(今属江苏省苏州市吴江区)人,沈昌眉(1872—1932,分湖文社创建人之一,著作现存《南社丛刻》中的部分诗文和《长公吟草》)之子,师从董书城,昌眉诗中有"孺子可教则教之,寒热温凉劳指点"之句。

况现当全国抗战之日，为我国存亡绝续之秋，凡属国民，务必各竭其心思、其才力，以图报效于国家。我人在医言医而鄙人又喜研妇科，兹以种子之法为读者告。盖欲图抗战之持久，与我国民族之繁盛，皆当奖励生育。欲讲生育则不可不研究种子法也，《千金方》论曰：凡人无子，当为夫妇俱有五劳七伤、虚赢百病所致。故无子之过，不可专责之女子也明矣。惟无子之过，依据历来经验，女子较男子为多耳。所以较多之故，则以我国素重礼教，如"内言不出于阃"是也。而妇女又以畏羞之故，视经带病为暗疾，故苟非重笃，不肯明告家人，循至病根日深，遂致难于根治，永无生育之望。盖妇人不孕之原因，十分之八九，自月经不调，与带下不止而来。而月经之所以不调，则原因甚多，大别之则有三。精神上之刺激其一也，如喜、怒、忧、思、悲、恐、惊之七情等是。饮食之失宜其二也，如喜食生冷酸物等是。起居之不慎其三也，如寒暖失调、辛劳过度等是。至其详述经带，当俟另文论之。至论治法，则当视各人之年龄体质，及其得病之原因而异。盖我国医之长处，即在因病之制方诊断确实。方与病合，则效为桴鼓。若不问病之原因，或服市上之成药，或服传来之单方，或服他人已经试效之种子方，倘药不相合，则安能有效，或反变生他病矣。若有幸而有效者，不及十分之一也。盖不孕之原因甚多，除经带病外，有因身体衰弱者；有因性病者；有因子宫位置异常者，或有炎症者；有因卵巢发育不健全者；有因喇叭管之异状者；有因卵巢之炎症，或肿疡者；有因生殖器各部之异常。故欲求种子者，不论久婚不育，或已服单方，或服成药无效，皆宜就医详细诊治，然后服药。盖药证相当自能见功也。

（《新中医刊》1939 年 5 月）

【本章按语】 ....

孕育事关民族繁衍，故历来为医家和民众所重视。因调经与种子密切相关，且民国期刊中医家对该内容有所阐述，故本书在收录月经病相关内容时，将调经种子篇单列一章供读者参考。

通读本章，编者有以下体会。

（1）医家多认为调经与种子密切相关。在收录的七篇文章中，有五篇明确提及调经与种子密切相关。如《不孕论》中指出："求孕……女以调经为主，调经贵养性。"《调经种子之两验案》中指出："坤道属阴，以血为主，血有余则行经，经调则有子，血有病则经不调，经不调则孕难，是以种子先宜调经，调经先宜治血也。"《种子条解须知》中指出："求嗣之要点，在乎男精女血充实而无病也。男以补肾为要，女以调经为先。"《妇人不孕之商榷》中指出："斯则经事不调，实不育之大原因也。"《谈谈种子》中指出："盖妇人不孕之原因，十分之八九，自月经不调，与带下不止而来。"

（2）具体在如何调经种子方面，医家各有侧重和不同。《不孕论》中指出："调经贵养性。"认为妇人和平，则乐有子，应当幽闲贞静、顺从、无怒容、无疾言，态度达观。否则肝旺乘脾，久则月经失调，易致不孕。这些论述对临床诊治肝气郁结型不孕患者有借鉴意义。《调经种子之两验案》记载了调经种子的两个验案，一则着重治带，并与养血调经；一则双补气血，煦暖下焦，两例数年不孕患者均成孕，辨证思路及用药可供借鉴。《谈谈种子》中指出了月经不调的三大类原因：一是精神刺激，如喜、怒、忧、思、悲、恐、惊之七情等；二是饮食失宜，如喜食生冷酸物等；三是起居不慎，如寒暖失调、辛劳过度等。并总述了治疗之法：当视各人之年龄体质，及其得病之原因而异。我国医之长处，即在因病之制方诊断确实。方与病合，则效为桴鼓。

（3）各篇文章均有其特色和独到之处，可细细揣摩。如《妇人不孕之种种》中阐述了作者对六类不孕病症的用药经验。如肥胖之妇，痰湿闭塞子宫，宜补脾化痰，用人参、黄芪、白术、当归、柴胡、茯苓、陈皮、半夏等品。怀抱素恶，肝气郁结，宜解肝郁，用当归、白芍、白术、丹皮、香附等品。下身冰冷，胞胎虚寒，宜补心肾之火，用附子、补骨脂、菟丝子、巴戟、炮姜、人参等品。诸如此类，均为作者的临证用药经验与心得。《种子条解须知》及《种子条解须知（续）》对种子的相关内容进行了逐条解析，如病因病机、孕育时机、临证用药及注意事项等。并指出"种子药方，贵乎和平""种子饮食，当知谨戒""种子须防一月堕胎"等。该篇从男女双方角度对种子进行较为详细的阐述，虽然部分内容具有时代局限性，但是许多内容对临床诊疗仍有借鉴作用。

验　方

妇女病验方辑要(续)

齐志学

一、经水门

经水不调,香附一味,为末醋丸服效。

经候不准,或先或后,丹参晒研,每用二钱温酒下。

经水不调,气血乖和,不能受孕,或生过一胎,停隔多年,全当归五两切片,远志肉五两,甘草汤洗,用稀夏布袋盛甜三白酒十斤浸之,盖好浸七日后,晚上温服,随量饮之勿间断。

经水不通,或两三月或半年一年者,薏苡根一两,水煎服,数次效。

月经逆行,从口鼻出,先以陈京墨磨汁服止之,再以当归红花各一钱,水一盅,煎八分温服。又方,鱼胶切炒,新绵烧灰,每服二钱,米饮调下。又方,韭汁童便温服。

经闭,生地汁八两熬耗一半,大黄末一两同熬为丸,梧桐子大,每用五粒白水下。又方,茜草一两,酒煎服。又方,鼠粪烧灰,热酒调服,又月经久闭,蚕砂四两,砂锅炒半黄色,入无灰酒一壶,煮沸澄清,温服一盏。

经行腹痛,香附炒四两,橘红二两,茯苓、炙草各一两,为末,每服二钱滚水下。

经水不断,羊前左脚胫骨一条,纸裹泥封,令干煅赤,入棕榈灰各等分,每服一钱,温酒服。又方,木贼(炒)三钱,煎服。又方,败蒲扇烧灰,酒服一钱。

经水不止,箬叶灰蚕纸灰等分,为末,每服二钱米饮下。又方,红鸡冠花一味,晒干为末,每服二钱,空心酒调下,忌鱼腥、猪肉。又方,青竹茹炙为末,每服三钱,水一盏煎服。

妇人血黄,老茄竹刀切片,阴干为末,温酒下二钱。

(《国医正言》1935 年 10 月)

二、崩漏门

血崩,陈槐花一两,百草霜五钱为末,每服二钱,烧红秤锤淬酒服。又方,败棕烧灰为末,水调服,血热用童便送服。又方,黄芩、木耳各等分,为丸常服。又方,代赭石火煅醋淬七次为末,白汤服。又方,蚕砂为末酒服。又方,蚕茧煮汁饮。

妇人老年骤然血海大崩不止,名曰倒经,用真阿胶一两,米粉拌炒成珠,全当归一两,西红花八钱,冬瓜子五钱,天泉水煎服,其崩立止,效验如神,然后再用六君子汤加当归、白芍调理即愈。

血崩不止,夏枯草末每服一匙,米饮调下。又方,大蓟根绞汁服半升瘥。又方,白扁豆花焙干为末,每服二钱,空心炒米煮饮入盐少许调下,效。又方,老丝瓜、棕榈等分烧灰,盐汤下。又方,凌霄花为末,每酒服二钱。

风湿血崩,荆芥穗子,麻油灯上炒黑为末,每服一二钱,童便调服。

崩中漏下,石苇为末,每服三钱,温酒服效。又方,核桃烧灰研末,米饮服,日三次。

崩中卒下血,好墨醋磨服。

漏血欲死,鸡苏煮汁一升服。

久崩,乌梅烧研,米饮下二钱。又方,陈棕灰,百草霜,头发灰,各一两,共为末,每服一钱,陈酒下。

崩中漏下五色,蜂窠焙枯,研末五分,温酒下,神效。

(《国医正言》1935 年 12 月)

三、求嗣门

调经种子保胎,白茯苓二两,土炒白术,酒炒条芩,童便炒香附,醋炒延胡,红花隔纸焙干,益母净叶,各一两,真没药三钱,焙干去油,共研细末,蜜丸梧桐子大,每日七丸白汤下,泛愆者服之自调,不孕者服之即娠,动胎者服之即安,胎滑者服之自固。若胎动者每日可服三五次,胎滑者有孕即宜配合,每日服之自然胎安易生。但每日七丸为止,不可多服一丸,至要。

经水不调,气血不和,未能受孕,或生过一胎,停隔多年,用全当归五两切片,远志肉五两,甘草汤洗,用稀夏布袋盛,福真酒十觔浸之,盖好,浸七日后,晚上温服,随量饮。

妇人子宫脂满不受孕,及交合不节而子宫不净者,蒸煮猪胰油常食之即效。

月经净后,每日用青壳鸭蛋一个,针刺七孔,蕲艾五分,水一碗,将蛋安艾水碗内饭锅蒸熟食之,每月吃五六个效。

子宫寒冷不能受孕,吴萸、川椒各八两,共为末,炼蜜为丸,如弹子大,绵裹纳入阴户中,日夜一换,一月后子宫和暖,即可成孕。又方,硫黄煎水常洗效。

调经种子,归身、川芎、萸肉各一钱,熟地、制香附各一钱五分,酒芍、云苓、丹皮各八分,延胡索、广皮各七分,生姜三片,若经水先期者色必紫,加条芩八分,过期者色必淡,加官桂、干姜、熟艾各五分,水一碗半煎八分,经水至日空心服,渣再煎,临卧服,一日一剂,服至经止,两三日交媾即孕。

经期准而不孕者,用续断、沙参、杜仲、当归、益母草、制香附,各二钱,川芎、橘红、砂仁各五分,红花三分,经来时煎服四剂,下期再服必孕。

经过不受胎者,丹参晒干研粉,每日用二钱,陈酒送下,两月内即易成孕。

附转女为男法,始孕欲转女为男,原蚕屎一钱,井华水调服日三次。又方,雄黄一两,绛囊盛带妇人左臂,或系腰下,百日去之。又方,萱草,即宜男草,妊妇佩之。

(《国医正言》1936 年 1 月)

"女子以肝为先天",肝体阴而用阳。肝若阴虚阳亢,必致气郁热结。肝苦急,肝木欲得疏泄,反而太过。气旺则迫血妄行,肝亢则克脾不运,终致经行先期,常伴见烦热,与腹疼经黯,纳呆面黄。经行先期,先用黄芩散,清肝养血,开中利湿;再用调经丸,养血理气,利水通络。

肝木下陷,气机不畅,经血不能及时疏泄,气滞血迟,终致经行后期,经迟腹痛,经漏带臭。肝木不升,升降不遂,且横克脾胃,则脾不升清,胃不降浊,故见昏暗吐逆。经行后期,先用理经四物汤,养血理气,清热通络;再用内补当归丸,重补肝肾精血,佐以温阳之法,以期"善补阴者,必于阳中求阴",兼顾行气活血,利水通络。

妇科效方秘笈

陈雅愉

一、赘言

西人于病灶探求极详,我国自古相传之医学,注重在辨症用药,于病灶素不讲求,在妇科为尤甚。盖我国昔重礼教,于妇女此等关碍处,皆讳莫如深。然我国人口居世界第一位,则以工商业虽不能及人,而生产率之高为任何国所不及,要以妇科验方确有奇效,为普通一般人所素重,为此原因之一也。故别种病症须医诊视立方,而妇女一科,只要依方服药,即效如桴鼓。此抄本余家所藏,施用极效,然皆芜杂凌乱,盖皆辗转抄录之方也,兹厘定四卷分次先后,便于检查,特公诸同好以为治疗研究之一助云。

药量以地理气候之不同有大差异,同道多知之。产后之食饮,以鄙所知,晋省三日内只啜粟米清汤,嗣后虽渐稠,然一月以内亦只糜粥。太行山前直豫一带三日内啜米汤,三日后面条作汤,禁硬物腥荤,违则多病。然江、浙、闽、广则荤汤间有肉食者。曾目睹一苏妇在北居稍久,产后肉食饱餐,食劳致死,有移居晋省产后月内啜稠粥有因食劳致死者,水土之影响于体格,其差异有如此者。鄙意请本刊阅者,调查各地临产及产妇月内之食忌状况,函投披露,以备研医之参考,或亦所乐同钦。

二、经病

(1) 经行先期,血来如胆汁水,五心烦热,腰腹疼痛,面色痿黄,不思饮食,此乃虚症,治宜先用黄芩散,退其烦热,次用调经丸,血胜即愈。

黄芩散:黄芩钱,川芎钱半,当归二钱,白芍二钱,苍术二钱,知母钱半,花粉钱半,甘草五分,水煎服。

调经丸:三棱、莪术各五钱,当归两,白芍、生地、元胡、茯苓各八钱,川芎五钱,小茴香四钱,乌药四钱,大茴香三钱,香附六钱,砂仁五钱,清米汤糊为丸,淡黄酒送下。

(2) 经行后期,经来如屋漏水,头目昏暗,小腹作疼,更兼白带,咽臭如腥,恶心吐逆,先用理经四物汤,后服内补当归丸。

理经四物汤:当归、川芎、生地、柴胡、白术、香附、元胡、白芍、黄芩、三棱,水煎服。

内补当归丸:当归两,川续断八钱,阿胶七钱,厚朴六钱,茯苓七钱,苁蓉五钱,芋肉七钱,蒲黄四钱(微炒),川芎五钱,熟地八钱,干姜、附子、甘草各三钱,炼蜜为丸黄酒送下。

(《文医半月刊》1936 年 10 月)

(3) 经行或前或后,其症因脾不胜,不思饮食,由此血衰,经水或前或后,次月饮食多进,经水又通。此症不须理血,只宜调脾,脾土胜血自旺,气自匀,自然应期而愈。宜服紫金丹。

紫金丹:陈皮钱半,良姜钱,莪术钱,槟榔钱,砂仁八分,赤小豆钱,枳壳、乌药、三棱各八分,米糊为丸,食后用米汤送下。按(雅愉自按下仿此)脾虚宜加术苓或四君之属。

(4) 血虚发热,其症因妇人性急,或行经房事触伤,胁中结成一块,如鸡子大,左右两胁疼痛,月水不行,渐致烦热,头目昏暗,咳嗽声疼。治法先用逍遥散止其热,后用紫菀汤止其咳,若半年以上失医,肉瘦泄泻,九死一生。

按血和而足肝自调,妇女性急成病,多属肝亏,瘦人为多。肥人性急多因血燥,房事触伤,径行食生冷,或经行冷水所伤,多致瘀血不行,渐成干血劳症。

逍遥散:白芍、白术、当归、柴胡、花粉、黄芩、地骨皮、薄荷、石莲子、胆草,空心白水下,水煎服亦可。

紫菀汤:杏仁、阿胶珠、五味子、桑白皮、知母、川贝、炙冬花、紫菀、桔梗、炒苏子,水煎临卧服。

(5)经闭发热,其症因行经时,或产后多食生冷等物所致,血遇热则行冷则停,热血见冷物滞涩而不能流通,亘生寒热,若不早治,延及数月,寒热交作,甚则骨蒸发热,肌肤消瘦,如泄泻无度,百死一生矣。急用米壳煎汤止其泻,再用理经四物汤一二服,次用内补当归丸三五服(方见前)。

(6)行经时气血作疼,此症经来一半,血尚未尽,腹中作疼,且兼发热,用红花汤破其瘀血,发热自止,腹疼即安。

红花汤:枳壳二钱,红花钱半,牛膝钱半,当归三钱,苏木一钱,赤芍钱半,桃仁二钱,莪术、三棱各钱,川芎钱,水煎空心服。

(7)经久不止,经行十日至半月尚不止,乃血旺流行,当审因好食椒姜热物过度否,是为实症,用金狗散。

金狗散:续断二钱,金毛狗脊二钱,地榆钱半,当归三钱,白芷一钱,黄芩二钱,川芎钱,白芍三钱,熟地二钱,水煎服。

(8)经如黄水,此是虚症,用药不可大凉,须暖经和血,血和即愈,用加味四物汤。

加味四物汤:当归四钱,元胡钱,川芎钱,乌药钱,白芍二钱,小茴香二钱,熟地三钱,生姜三片,大枣三枚,空心服。

(《文医半月刊》1937年2月)

【编者按】

经期有常,即赖气机升降出入有常。其一,脾虚纳差,化源亏损,则气血虚。气虚既亏,则气机疏泄不畅,或太过或不及,又添气血郁结,终致经行先后不定期。紫金丹,其意在破气血之结;脾虚甚微,则随宜养之。其二,肝主疏泄,肝藏血。肝虚气郁,郁久化热,热结不解,则营卫郁闭,致血虚发热。逍遥散,急治其热,重在疏肝清肝,兼养肝。血虚发热,日久甚至木火刑金,致久咳成劳。紫菀汤,主宣肺清肺,兼敛肺。其三,通则不痛,痛则不通。气滞血瘀,经络滞涩,故致经痛;痛则应激发热。红花汤重用活血,兼行气。其四,血旺邪实,血热妄行,致经久不止,久之正亦虚。金狗散补血养肝肾,清通肝郁热。其五,血虚而寒,经色乃黄。加味四物汤,温养补血,佐行气。